临床医疗护理常规（2019 年版）

神经内科诊疗常规

崔丽英　主　　编

北京医师协会　组织编写

中国健康传媒集团

中国医药科技出版社

内 容 提 要

本书是神经内科临床工作规范指南，根据原卫生部《医师定期考核管理办法》的要求，由北京医师协会组织全市神经内科专家、学科带头人及中青年业务骨干共同编写而成，介绍了神经内科医师日常工作的基本知识和技能。体例清晰、明确，内容具有基础性、专业性、指导性及可操作等特点，既是神经内科医师应知应会的基本知识和技能的指导用书，也是北京市神经内科领域执业医师"定期考核"业务水平的唯一指定用书。本书适合广大执业医师、在校师生参考学习。

图书在版编目（CIP）数据

神经内科诊疗常规／崔丽英主编. —北京：中国医药科技出版社，2020.8
（临床医疗护理常规：2019 年版）
ISBN 978 - 7 - 5214 - 1975 - 7

Ⅰ.①神…　Ⅱ.①崔…　Ⅲ.①神经系统疾病 - 诊疗　Ⅳ.①R741

中国版本图书馆 CIP 数据核字（2020）第 157200 号

美术编辑　陈君杞
版式设计　易维鑫

出版　**中国健康传媒集团** | 中国医药科技出版社
地址　北京市海淀区文慧园北路甲 22 号
邮编　100082
电话　发行：010 - 62227427　邮购：010 - 62236938
网址　www. cmstp. com
规格　787 × 1092 mm ¹⁄₁₆
印张　7 ¼
字数　132 千字
版次　2020 年 8 月第 1 版
印次　2020 年 8 月第 1 次印刷
印刷　三河市万龙印装有限公司
经销　全国各地新华书店
书号　ISBN 978 - 7 - 5214 - 1975 - 7
定价　**49.00 元**

获取新书信息、投稿、为图书纠错，请扫码联系我们。

《临床医疗护理常规（2019年版）》
编委会

《神经内科诊疗常规（2019 年版）》
编委会

袁　云（北京大学第一医院）

高旭光（北京大学人民医院）

贾建平（首都医科大学宣武医院）

黄一宁（北京大学第一医院）

黄　光（首都医科大学附属复兴医院）

崔丽英（中国医学科学院北京协和医院）

龚　涛（北京医院）

戚晓昆（中国人民解放军海军总医院）

焦劲松（中日友好医院）

蒲传强（中国人民解放军总医院）

蔡艺玲（中国人民解放军第 306 医院）

樊东升（北京大学第三医院）

薛　爽（中日友好医院）

魏东宁（中国人民解放军第 309 医院）

秘　书　朱以诚（中国医学科学院北京协和医院）

Foreword
序 言

为适应现代医疗卫生事业的发展需要，及时更新医学知识，北京医师协会 2018 年 10 月决定对北京市《临床医疗护理常规（2012 年版）》的内容进行补充修订。北京医师协会与北京地区 52 个专科医师分会组织医学专家和业务骨干，以现代医学理论为指导，致力于促进北京地区医疗质量与患者安全的持续改进和提高。经过有关专科医师分会和专家的共同努力，修编后的《临床医疗护理常规（2019 年版）》内容更加丰富，相关知识、技能更加先进，更能满足北京地区临床一线医师的需求。作为北京市各级各类医疗机构医务人员日常医疗护理工作规范，各类专科医师应知应会的基本知识与技能，北京市执业医师定期考核唯一指定用书，《临床医疗护理常规（2019 年版）》必将有效地帮助医疗机构提高工作质量，规范医疗行为，维护医务人员合法权益，推动北京地区临床医疗护理工作的持续改进和提高，为实现健康中国的宏伟目标作出积极的贡献。

在此，也向积极参与《临床医疗护理常规（2019 年版）》修编工作的各位专家和业务骨干表示衷心地感谢。

郭积勇

2019 年 12 月

《临床医疗护理常规（2019 年版）》
修 编 说 明

  2012 年 3 月北京医师协会受北京市原卫生局委托，组织北京地区 35 个专科医师分会的医学专家和业务骨干，以现代医学理论为指导，结合北京地区临床实践经验，对《临床医疗护理常规（2002 年版）》进行了认真修编，推出了《临床医疗护理常规（2012 年版）》。

  《临床医疗护理常规（2012 年版）》是按照北京医师协会已经成立的各专科医师分会所涉及的医疗专业类别进行编写的。推出 7 年来，对提高各级各类医疗机构医疗质量，规范医护人员医疗行为，保障医务人员及患者安全方面发挥了重要作用。

  随着我国医疗卫生事业的快速发展，涌现出许多新的医疗技术手段，北京医师协会的专科医师分会也由 2012 年的 35 个发展到目前的 59 个。为了更好地规范医疗服务行为，适应现代医疗卫生工作的需要，借鉴、吸收国内外先进经验，紧跟医学发展步伐，自 2018 年 10 月开始，北京医师协会组织专科医师分会对《临床医疗护理常规（2012 年版）》有关内容进行补充修编，现共计推出 33 个专科的《临床医疗护理常规（2019 年版）》。《临床医疗护理常规（2019 年版）》凝聚着有关专家和业务骨干的心血，是北京地区临床医疗护理工作的一份宝贵财富。

  尚需说明：

  1. 关于《临床医疗护理常规（2019 年版）》的修编，内科医师分会、康复医学科医师分会、泌尿外科医师分会、烧伤科医师分会、耳鼻咽喉科医师分会认为本专科技术变化不大，未进行修编。原《儿科诊疗常规》分为《儿内科诊疗常规》和《儿外科诊疗常规》两册。由于北京医师协会近期成立了重症专科医师分会和疼痛专科医师分会，故本次修订增加了《重症医学科诊疗常规》和《疼痛科诊疗常规》。全科医学医师分会提前对《全科医学科诊疗常规》进行了修订，已于 2018 年 7 月出版。老年专科医师分会于 2017 年成立后即出版了本专科的《老年医学诊疗常规》。

  2. 为进一步完善北京市医师定期考核工作，保证医师定期考核工作取得实效，修编后的《临床医疗护理常规（2019 年版）》旨在积极配合专科医师制度的建设，各专科分册独立程度高、专业性强，为各专科医师提供了应知应会的基本知识和技能。《临床医疗护理常规（2019 年版）》将成为各专科执业临床医师定期考核业务水平测试的重要内容。

  3.《临床医疗护理常规（2019 年版）》的修编仍然是一项基础性工作，目的在于为各级医护人员在临床医疗护理工作中提供应参照的基本程序和方法，以利于临床路径工作的开展，促进医学进展的学术探讨和技术改进。

  4. 本次修编仍不含中医专业。

北京医师协会
2019 年 10 月

前　言

2012 年 3 月北京医师协会受北京市原卫生局委托，组织编撰了《神经内科诊疗常规（2012 年版）》。出版 7 年来，已成为北京市神经内科医师掌握基本知识和技能的指导用书，也是北京市神经内科领域执业医师"定期考核"业务水平的指定用书；对提高各级医疗机构医疗质量，规范神经内科医生医疗行为，保障患者诊疗安全起到了重要的作用。临床医学是一门不断发展进步的学科，为了跟进当前神经内科诊疗技术和诊疗规范的发展现状，于 2018 年 10 月开始，北京医师协会组织各专科医师分会对 2012 年版诊疗常规进行修订，神经内科专科医师分会承担并完成了《神经内科诊疗常规（2019 年版）》。

本书以神经内科常见病诊治指南为核心，紧扣当前国内外医学理论和临床实践进行编撰。强调"三基"（基本理论、基本知识、基本技能）和"三严"（严谨的作风、严密的方法、严格的要求）精神，强调标准化、规范化的诊治流程，而且在编写形式上简洁明晰。希望本书能给神经内科执业医师提供参考，切实对神经内科的临床诊疗工作发挥规范和促进作用。

编　者
2019 年 10 月

Contents

目 录

第一章 头 痛

第一节 偏头痛

偏头痛是一组反复发作的头痛疾病，呈一侧或双侧疼痛，常伴恶心和呕吐，少数典型病例发作前有视觉、感觉、语言障碍等先兆。偏头痛高发于中青年，以女性为多，女：男＝（2～3）：1。全球患病率约为12%，亚洲和非洲国家较低。偏头痛的发作可与多种因素有关，包括各种理化因素、精神因素以及体内激素水平变化等。

【诊断标准】

1. 无先兆偏头痛

（1）符合（2）～（5）项特征的至少5次发作。

（2）头痛发作（未经治疗或治疗无效）持续4～72小时。

（3）至少有下列中的2项头痛特征：①单侧性；②搏动性；③中或重度疼痛；④日常活动会加重头痛或头痛时不能进行此类活动。

（4）头痛过程中至少伴随下列1项：①恶心和（或）呕吐；②畏光和畏声。

（5）不能归因于其他疾病。

2. 典型先兆偏头痛

（1）符合（2）～（4）项特征的至少2次发作。

（2）先兆至少有下列1种表现，没有运动无力症状：①完全可逆的视觉症状，包括阳性表现（如闪光、亮点、亮线）和（或）阴性表现（如视野缺损）；②完全可逆的感觉异常，包括阳性表现（如针刺感）和（或）阴性表现（麻木）；③完全可逆的语言功能障碍。

（3）至少满足下列3项：①至少有1个先兆逐渐发展的过程≥5分钟；②2个或更多的先兆相继出现；③每个独立的先兆持续5～60分钟；④至少1个先兆是单侧的（同向视觉症状，单侧感觉症状）；⑤至少1个先兆是阳性表现；⑥在先兆症状同时或在先兆发生后60分钟内出现头痛（头痛可具有或不具有偏头痛特征）。

（4）不能归因于其他疾病。

3. 辅助检查

出现以下情况要根据情况选择进一步检查：神经影像（头CT、MRI或CTA、MRA）、腰穿等。

（1）异常的神经系统检查发现。

（2）头痛频率或程度的急性加重。

（3）头痛性质变化。

（4）50 岁新发的头痛或突然发生的剧烈头痛。

（5）多种治疗无效的头痛。

（6）有头晕、麻木等其他症状。

【治疗原则】

1. 偏头痛防治的基本原则

（1）帮助患者确立科学与正确的防治观念和目标。

（2）保持健康的生活方式。

（3）寻找并避免各种偏头痛诱因。

（4）充分利用非药物干预手段，包括按摩、理疗、生物反馈治疗、认知行为治疗和针灸等。

（5）药物治疗包括急性发作期治疗和预防性治疗两大类。

2. 急性发作期治疗

目的是迅速缓解疼痛、消除伴随症状并恢复日常功能。主要分为非特异性治疗和特异性治疗两种。

（1）非特异性治疗药物 ①非甾体抗炎药；②巴比妥类镇静药；③阿片类药物。后两类药物易成瘾，应慎用，仅用于其他治疗无效的严重病例。

（2）特异性治疗药物 ①麦角类制剂；②曲坦类药物。

（3）其他药物 止吐药（甲氧氯普胺，多潘立酮）也可用于偏头痛的急性治疗。

可采用阶梯法选药，首选非甾体抗炎药，效果不佳，再改用特异性治疗药物。也可分层选药，轻至中度头痛、严重头痛但以往发作对非甾体抗炎药反应好者选择非甾体抗炎药；中至重度头痛、以往发作对非甾体抗炎药反应差者直接选用特异性治疗药物。

3. 预防性治疗

目的是降低发作频率、减轻发作程度、减少功能损害、增加急性发作期治疗的疗效。

（1）原则 ①排除止痛药物的滥用；②循证选择疗效确切且不良反应少的药物；③从小剂量开始，逐渐加量；④在 4~8 周内综合评估疗效；⑤应坚持足够的疗程，至少 4~6 个月；⑥树立正确的预防期望，有助于提高依从性。

（2）适应证 ①近 3 个月平均每个月发作至少 2 次或头痛日超过 4 天。②急性期治疗无效，或因副作用和禁忌证无法进行急性期治疗。③每周至少使用 2 次以上的镇痛药物。④特殊类型的偏头痛，如偏瘫型偏头痛；先兆期过长的偏头痛或偏头痛性脑梗死。⑤患者的倾向。

（3）常用药物 钙通道阻滞剂，如盐酸氟桂利嗪；β 肾上腺素能受体阻断剂，如普萘洛尔、美托洛尔；抗癫痫药，如丙戊酸钠、托吡酯；三环类抗抑郁药，如阿米替林；5－羟色胺拮抗剂，如苯噻啶。

第二节　紧张型头痛

紧张型头痛是头痛中最常见的一种，占头痛患者的 70%～80%，约半数患者会发生影响日常活动的发作，其发病涉及中枢神经系统、周围神经系统和环境中的多种因素。肌筋膜触发点在紧张型头痛发病机制中具有重要作用，压迫或牵伸肌肉组织中的某些部位时，会诱发此部位疼痛和远隔部位的疼痛（牵涉痛）。

【诊断标准】

1. 偶发发作性紧张型头痛

（1）符合下述（2）～（4）项特征的发作至少 10 次，每个月平均发作时间 <1 天，每年发作时间 <12 天。

（2）每次头痛发作持续 30 分钟～7 天。

（3）头痛具有至少 2 项以下特征　①双侧性；②压迫感/紧束感（非搏动性）；③轻或中度疼痛；④常规体力活动（如步行或上楼）不会加重头痛。

（4）以下 2 项均符合　①无恶心或呕吐；②不会同时兼有畏光和畏声。

（5）不是由其他疾病所致。

2. 频发发作性紧张型头痛

（1）符合下述（2）～（4）项特征的发作至少 10 次，每个月平均发作时间 ≥1 天且 <15 天，持续至少 3 个月，每年发作时间 ≥12 天且 <180 天。

（2）每次头痛发作持续 30 分钟～7 天。

（3）头痛具有至少 2 项以下特征：①双侧性；②压迫感/紧束感（非搏动性）；③轻或中度疼痛；④常规体力活动（如步行或上楼）不会加重头痛。

（4）以下 2 项均符合：①无恶心或呕吐；②不会同时兼有畏光和畏声。

（5）不是由其他疾病所致。

3. 慢性紧张型头痛

（1）发作符合下述（2）～（4）项特征，每个月平均发作时间 ≥15 天，持续超过 3 个月，每年发作时间 ≥180 天。

（2）每次头痛发作持续持续数小时，或长期持续。

（3）头痛具有至少 2 项以下特征　①双侧性；②压迫感/紧束感（非搏动性）；③轻或中度疼痛；④常规体力活动（如步行或上楼）不会加重头痛。

（4）以下 2 项均符合　①畏光、畏声和轻度恶心三者中最多只有一项；②既无中度或重度恶心，也无呕吐。

（5）不是由其他疾病所致。

【治疗原则】

1. 非药物治疗

松弛训练、认知行为治疗、控制疼痛训练等心理治疗可能有效，针灸、物理治疗等疗法也可以尝试。

2. 急性发作时的药物治疗

可选择对乙酰氨基酚（1000mg）、阿司匹林（500～1000mg）、双氯芬酸（50～100mg）或布洛芬（200～400mg）。单用镇痛药每个月使用不要超过14天，加有咖啡因的复合镇痛药制剂每个月使用不要超过9天。

3. 预防性用药

最主要的预防性药物是三环类抗抑郁药，如阿米替林。去甲肾上腺素能和特异性5-羟色胺能抗抑郁药（NaSSA）亦适用，如米氮平；5-羟色胺和去甲肾上腺素再摄取抑制剂（SNRI）也可选用。

第三节　丛集性头痛

丛集性头痛是原发性神经血管性头痛之一，其特点为短暂、剧烈爆炸样头痛发作，位于一侧眼眶、球后和额颞部，伴同侧球结膜充血、流泪、鼻塞和（或）Horner 综合征。丛集期持续数周至数月。好发于男性。

【诊断标准】

1. 丛集性头痛

（1）符合下述（2）～（4）项特征的发作至少5次。

（2）重度或极重度单侧眼眶、眶上区和（或）颞部疼痛，若不治疗，症状可持续15～180分钟。

（3）疼痛至少伴有1项以下特征：①同侧结膜充血和（或）流泪。②同侧鼻充血和（或）流涕。③同侧眼睑水肿。④同侧额部和面部流汗。⑤同侧瞳孔缩小和（或）上睑下垂。⑥不安感或易激惹。

（4）发作频率隔天1次至每天8次。

（5）不是由其他疾病所致。

2. 复发性丛集性头痛

（1）发作符合丛集性头痛诊断标准的（1）～（5）项。

（2）至少有2个发作时期持续7天～1年（未治疗），之间的缓解期≥3个月。

3. 慢性丛集性头痛

（1）发作符合丛集性头痛诊断标准的（1）～（5）项。

（2）反复发作持续1年以上，其间没有缓解期，或缓解期<3个月。

【治疗原则】

1. 急性发作治疗

（1）使用无重复呼吸面罩吸氧，吸入浓度为 100% 的纯氧 15～20 分钟。

（2）皮下注射舒马普坦 6mg，24 小时最大剂量 12mg，给药间隔至少 1 小时。

2. 预防性治疗

（1）轻型复发性丛集性头痛可选用维拉帕米、锂盐。

（2）重型复发性丛集性头痛除选用维拉帕米、锂盐外，可联合应用糖皮质激素。

（3）慢性丛集性头痛类似于复发性丛集性头痛。

（4）若所有药物治疗无效，可选用糖皮质激素和麻醉剂于头痛侧的枕神经进行封闭治疗，亦可施行枕神经刺激术。

（5）若枕神经刺激术治疗 1 年后仍无效，可考虑深部脑刺激术刺激下丘脑后下部。

（6）若上述所有尝试都无效，可非常谨慎地考虑三叉神经毁损术。

第二章　周围神经病

第一节　特发性面神经麻痹

特发性面神经麻痹亦称面神经炎或 Bell 麻痹，是急性面部表情肌麻痹，绝大多数为单侧，极少为双侧。估计本病的年发病率为（15～30）/10 万人，男女发病率相当，糖尿病患者和孕妇易患病。病因不明，推测与感染、血管缺血和免疫异常等因素有关，特别是膝状神经节中单纯疱疹病毒活化。该病预后良好，8% 的患者可有复发。

【诊断标准】

1. 临床表现

（1）起病年龄　任何年龄均可发病，高峰多见于 40 岁左右者。

（2）起病形式　急性起病，症状多在数小时至 1 周内达高峰。

（3）诱因　病前可有受寒、疲劳等诱因。

（4）症状　患者常于晨起刷牙、洗脸时发现一侧闭目无力，口角流涎或歪向对侧；由于颊肌麻痹，食物常滞留于病侧齿颊之间。部分患者伴有听觉过敏、病侧耳后持续性疼痛和乳突部压痛。

（5）体征　一侧面部的上、下表情肌均发生不同程度的麻痹，此外可因面神经受损部位不同而伴随其他一些体征。

①患侧额纹消失，不能皱额蹙眉，眼裂不能闭合或闭合不全，闭眼时眼球向上外方转动，露出白色巩膜，称为 Bell 征。

②患侧鼻唇沟变浅，口角下垂，露齿时口角偏向健侧，鼓腮时口角漏气。

③鼓索以上病变时，病侧周围性面神经麻痹伴同侧舌前 2/3 味觉丧失。

④镫骨肌支以上病变时，病侧周围性面神经麻痹伴同侧舌前 2/3 味觉丧失和听觉过敏。

⑤膝状神经节病变，除有上述表现外，尚有病变侧乳突部疼痛、耳廓与外耳道感觉减退。外耳道或鼓膜出现疱疹，称为 Hunt 综合征。

2. 鉴别诊断

注意与吉兰-巴雷综合征（尤其双侧面神经麻痹时）、耳源性面神经麻痹（继发于急性或慢性中耳炎、迷路及乳突炎等）、神经 Lyme 病、颅后窝肿瘤或脑膜炎及中枢性面神经麻痹等情况相鉴别。

3. 辅助检查

缺乏特异性的辅助检查手段，其目的是为了排除其他可能的病因。

（1）头颅 CT 或 MRI 检查　不作为常规检查，但对于症状不典型、缓慢进展、伴有其他脑神经异常或定位体征的面神经麻痹患者行头颅 CT 或 MRI 检查有助于明确病因。

（2）实验室检查　10%的特发性面神经炎患者伴有糖尿病，对于合并血管病危险因素的患者可监测空腹血糖或糖化血红蛋白。有蜱、螨叮咬或到过 Lyme 病疫区的面神经麻痹者，Lyme 抗体检查有助于诊断。

【治疗原则】

（1）药物治疗　①激素治疗：急性期可给予短期激素治疗。②抗病毒治疗：带状疱疹感染者，可给予阿昔洛韦等抗病毒药物。③B 族维生素口服或肌内注射。

（2）局部理疗和面部表情肌功能康复训练。

（3）患者由于眼裂闭合不能，可戴眼罩或应用滴眼液保护角膜。

（4）针灸治疗可于发病 1 周后开始。

第二节　三叉神经痛

三叉神经痛是已知的最严重的疼痛性疾病之一，表现为该神经一个或多个支配区域内短暂的反复发作性剧痛。年发病率约为 4.3/10 万人，女性多见。可分为原发性（典型）和症状性两种，前者无中枢神经系统或脑神经的器质性病变，可有血管对神经根的反常压迫，造成受压部位的神经脱髓鞘改变；后者常合并其他神经症状和体征，见于延髓空洞症、颅底肿瘤和多发性硬化等。

【诊断标准】

1. 临床表现

（1）起病年龄　中老年人多见，40 岁以上者占 70%～80%。

（2）起病形式　反复发作性的剧痛，发作间期正常。

（3）症状

①三叉神经痛常局限于三叉神经 1～2 支分布区，以上颌支、下颌支多见。

②疼痛呈针刺样、撕裂样、烧灼样、刀割样或电击样，如闪电样发作，每次发作的持续时间通常为数秒或数分钟，突发突止。

③疼痛发作时，患者停止说话、可能摩擦或捏掐面部，伴有面部或下颌的运动，有时出现同侧流泪。

④具有"扳机点"，为位于颊、唇或鼻部的一个小区域，面部运动、咀嚼或轻触可诱发疼痛发作。

⑤病程呈周期性，可为数日、数周或数月不等，随着病程迁延，发作次数将逐渐增多，发作时间延长，间歇期缩短，甚至为持续性发作，很少自愈。

（4）体征　原发性三叉神经痛者常无异常体征，继发性者可合并其他脑神经损害。

因疼痛发作时患者经常用手揉搓面部，故疼痛侧的面部皮肤增厚或毛发稀少，可并发半侧面部痉挛。如果由进食诱发疼痛发作者，可有营养不良、面色憔悴和情绪低落等。

2. 鉴别诊断

应注意和牙科疾病、中耳炎、鼻窦炎、颞下颌关节综合征、疱疹后神经痛、巨细胞动脉炎、舌咽神经痛、丛集性头痛、偏头痛以及继发性三叉神经痛等鉴别。

3. 辅助检查

头颅 MRI 检查可排除诸如多发性硬化、桥脑小脑角肿瘤等继发性三叉神经痛。桥脑三叉神经出脑部位在高分辨率磁共振技术如时间飞跃（TOF）MRA 序列可发现微血管压迫现象。

【治疗原则】

首选药物治疗，无效或失效时选用其他疗法。

1. 药物治疗

（1）首选药物为卡马西平（200～1200mg/d），如果控制疼痛效果好，4～6 周后考虑逐渐减少用量，并维持最小剂量。奥卡西平（600～1800mg/d）也有效，耐受性和安全性较卡马西平好。

（2）苯妥英钠、拉莫三嗪、加巴喷丁和托吡酯等抗癫痫药物等均有一定的缓解疼痛效果，但都有各自的不良反应。

（3）其他药物：氯硝西泮有控制疼痛的作用，但达到止痛效果时往往伴有嗜睡的不良反应。巴氯芬单用或与卡马西平合用有一定的疗效。此外大剂量维生素 B_1、B_{12} 对改善症状也有帮助。

2. 封闭治疗

水酒精和甘油封闭三叉神经分支或半月神经节有一定的疗效，但复发率高。

3. 经皮半月神经节射频电凝疗法

适于年老患者及因全身性疾病不能耐受手术者，约 20% 的患者可出现并发症，例如面部感觉异常、角膜炎、咀嚼肌无力、复视和带状疱疹等。长期随访复发率为 21%～28%，重复应用有效。

4. 手术治疗

对于药物治疗效果差的患者可考虑早期外科手术治疗，可考虑经皮半月神经节手术、伽马刀和微血管减压术。应优先考虑微血管减压术，以获得更长的疼痛缓解期，该疗法近期疗效达 80%～95%，长期随访复发率在 5% 以下，但可合并听力减退、气栓和带状疱疹，滑车、外展及面神经暂时麻痹等。

第三节　坐骨神经痛

坐骨神经发自骶丛，由 L_4～S_3 神经根组成，是全身最长、最粗的神经；经臀分布于整个下肢，于大腿下 1/3、腘窝上方分为胫神经和腓神经，支配膝以下所有肌肉。沿坐骨神经径路及其分布区域以疼痛为主的综合征称为坐骨神经痛。其发病率相当高，居体内各种神经痛之首，是由多种病因所致。按病因可分为原发性和继发性坐骨神经痛，前者原因不明，可以因牙齿、鼻窦和扁桃体等感染病灶经血流侵犯周围神经引起间质性神经炎；后者是坐骨神经径路受周围组织或病变压迫所致，又分为根性和干性坐骨神经痛，以根性多见，病因以腰椎间盘突出症最为常见，其他病因有椎管内肿瘤、椎体转移瘤、腰椎结核以及腰椎管狭窄症等；干性坐骨神经痛可由骶髂关节炎、盆腔内肿瘤、妊娠子宫压迫、髋关节炎、臀部外伤和糖尿病等所致。

【诊断标准】

1. 临床表现

（1）起病年龄　常见于成年人，男性青壮年多见。

（2）起病形式　起病缓急常随病因不同而异。

（3）症状

①沿坐骨神经径路的放射性疼痛，多为单侧性，呈持续性钝痛或烧灼样痛，可阵发性加剧，夜间常加重。

②行走、活动或牵拉可诱发或加重疼痛，故患者常习惯于某些减痛姿位。例如：睡时卧向健侧，患肢微屈；坐时健侧臀部先着力；站立时着力于健侧。

③咳嗽、打喷嚏、屏气用力可使根性坐骨神经痛者疼痛加重，而干性坐骨神经痛者并无明显影响。

④坐骨神经分布区域麻木或感觉异常。

（4）体征

①根性坐骨神经痛者压痛点在下部腰椎（L_4、L_5）患侧棘突旁和臀点，压迫时诱发疼痛并向下肢放射，但沿坐骨神经径路的压痛较轻。

②干性坐骨神经痛者压痛点在臀部以下，以臀点、股后点、腘点和腓点为著。

③神经牵拉征可见 Kernig 征阳性（患者仰卧，先屈髋、屈膝成直角，再将小腿上抬，由于屈肌痉挛，因而伸膝受限而小于130°并有疼痛及阻力）；Lasegue 征阳性（患者仰卧，下肢伸直，患肢上抬不到70°即引起腿部疼痛）。

④患肢小腿外侧和足背外侧常有感觉减退。臀肌松弛，伸踇及屈踇肌力减弱，跟腱反射减弱或消失。

2. 辅助检查

主要目的在于寻找坐骨神经痛的病因。

（1）X 线平片　腰骶部、骶髂部及髋关节等 X 线片，对发现骨折、脱位、肿瘤及先天性脊柱畸形等均有帮助。

（2）CT、MRI、椎管造影　有助于发现脊柱及坐骨神经部位的骨关节病变如椎管内肿瘤、椎间盘突出症和蛛网膜炎等。

（3）脑脊液检查　在根性坐骨神经痛时常有脑脊液的细胞计数及生化改变，对椎管内肿瘤和蛛网膜炎等的判断有意义。

（4）电生理检查　①椎旁肌的肌电图可以协助鉴别根性坐骨神经痛及远端病变。②股二头肌短头的肌电图可协助鉴别坐骨神经外侧干和腓总神经病。③胫神经及腓总神经运动传导速度及 F 波可能有异常。

3. 鉴别诊断

检查有足下垂时应与腓总神经麻痹鉴别，股二头肌肌电图检查可有帮助。临床还须与腰肌劳损、臀部纤维组织炎和髋关节炎等鉴别。

【治疗原则】

首先应针对病因治疗，如肿瘤压迫所致者，应尽早手术切除肿物；结核杆菌感染所致者，应进行抗结核治疗；对急性外伤所引起的神经断裂可以手术缝合。然而临床除上述非常明确的病因外，多数是对症处理。

（1）卧床休息：坐骨神经痛急性期均应卧床休息，最好睡硬板床，尽量减少患肢活动，避免负重。

（2）药物治疗：止痛剂镇痛；对镇痛药物和保守治疗反应不佳的患者，在排除禁忌证的情况下，可考虑采用激素如口服地塞米松或泼尼松，但其效果有限。

（3）B 族维生素类药物（B_{12}、B_1）口服或肌内注射。

（4）普鲁卡因加激素对坐骨神经干或椎旁行封闭治疗。

（5）可配合中药、针灸、推拿、骨盆牵引或理疗。

（6）对个别无效或慢性复发的椎间盘突出症患者可考虑手术治疗。

第四节　多发性神经病

多发性神经病是一组表现为四肢对称性末梢型感觉障碍、下运动神经元瘫痪及自主神经功能障碍的临床综合征。由多种原因所致，包括药物（如呋喃类、异烟肼、两性霉素 B、磺胺类等）、农药（如有机磷）、重金属中毒（如铅、砷、铊等）；营养缺乏和代谢性疾病（如维生素 B 族缺乏、糖尿病、慢性酒精中毒、慢性胃肠道疾病或手术后等）；自身免疫性及炎症性疾病（如疫苗接种后神经病、吉兰－巴雷综合征、系统性红斑狼疮、血管炎、结节性动脉炎、干燥综合征、硬皮病、类风湿关节炎、麻风病和 Lyme 病等）；遗传性疾病（如遗传性运动感觉性神经病）；其他如淋巴瘤、肺癌、多发性骨髓瘤、副肿瘤综合征、POEMS 综合征等均能引起本病。也有部分患者病因未明。根据神经原发受损部位可分为神经轴索变性、节段性脱髓鞘和神经元病变，以神经轴索变性最常见和典型。多发性神经病的轴索变性和节段性脱髓鞘以远端明显。

【诊断标准】

1. 临床表现

（1）起病年龄　本病可发生在任何年龄。

（2）起病形式　随病因不同呈急性、亚急性或慢性经过。

（3）症状　本病的共同特点是肢体远端对称性感觉、运动和自主神经功能障碍。

（4）体征

①感觉障碍：为肢体远端对称性各种感觉缺失，呈"手套－袜套"形分布，最初常表现为感觉异常、感觉过度和疼痛等刺激症状。

②运动障碍：表现为肢体远端下运动神经元瘫痪，严重病例伴肌萎缩和肌束震颤，远端重于近端，下肢胫前肌、腓骨肌，上肢骨间肌、蚓状肌和鱼际肌萎缩明显；可出现手、足下垂和跨阈步态，晚期肌肉挛缩出现畸形。

③四肢腱反射减弱或消失：踝反射消失最明显，出现最早。

④自主神经功能障碍：在某些周围神经病特别明显，如吉兰－巴雷综合征、糖尿病、肾衰竭、卟啉病及淀粉样变性等神经病。症状包括体位性低血压、肢冷、多汗或无汗、指（趾）甲松脆，皮肤菲薄、干燥或脱屑，竖毛障碍，传入神经病变导致无张力性膀胱、勃起功能障碍和腹泻等。

2. 辅助检查

（1）脑脊液正常或蛋白质含量轻度增高。

（2）神经传导速度测定可鉴别轴索与脱髓鞘性病变，前者表现为波幅降低，后者神经传导速度减慢；严重轴索变性可继发脱髓鞘，表现为波幅降低和神经传导速度减慢。

（3）神经活检可提供神经病损的准确证据，可见周围神经节段性髓鞘脱失或轴索变性。

（4）相关实验室检查如毒理学筛查、维生素 B_{12} 与血糖测定、全血细胞计数、肝肾功能、甲状腺功能、免疫指标、肿瘤筛查等有助于发现多发性神经病的病因。

【治疗原则】

1. 病因治疗

（1）药物引起者应立即停药，如异烟肼需继续用药者可合用较大剂量维生素 B_6；重金属和化学品中毒应立即脱离中毒环境，急性中度可采取大量补液、利尿、排汗和通便等措施，尽快排出毒物；砷中毒可用二巯丙醇，铅中毒用二巯丁二钠或用依地酸钙钠解毒。

（2）营养缺乏及代谢障碍性多发性神经病应积极治疗原发病，糖尿病者控制血糖，尿毒症采用血液透析和肾移植，黏液性水肿所致者可补充甲状腺素，肿瘤并发者切除肿瘤可改善症状，胶原血管性疾病如系统性红斑狼疮、类风湿关节炎及变态反应（如疫苗接种后神经病）可用皮质类固醇激素治疗。

2. 对症治疗

急性期应卧床休息，特别是维生素 B_1 缺乏和白喉性多发性神经病累及心肌者；应用大剂量 B 族维生素、神经生长因子等，疼痛可用止痛剂、普瑞巴林、加巴喷丁、卡马西平和苯妥英等。恢复期可用针灸、理疗及康复治疗等，四肢瘫痪卧床者定时翻身、保持肢体功能位，手足下垂者应用夹板和支具以防瘫痪肢体的挛缩和畸形。

第五节　正中神经损伤

正中神经由 $C_6 \sim T_1$ 组成，在上臂不发出分支并与肱动脉伴行，在前臂上 1/3 处开始发出分支，支配前臂屈侧和手内桡侧半大部分肌肉，及手掌桡侧皮肤感觉。因其位置较深，一般不易损伤。正中神经常见受损部位和原因包括：肩关节脱位在腋部引起损伤，肘前区静脉注射药物外渗进入软组织造成损伤，或腕部被利器割伤；各种原因导致腕部正中神经卡压伤是正中神经最常见的损伤（腕管综合征）。

【诊断标准】

1. 临床表现

（1）起病形式　由于多与上臂外伤和腕部切割伤有关，故常急性起病。

（2）症状　主要表现为前臂旋前和握力障碍及手掌桡侧皮肤感觉障碍。

（3）体征

①上臂受损：正中神经所支配的肌肉完全麻痹，前臂旋前不能，屈腕力弱；拇指、示指、中指不能屈曲，拇指不能外展、不能对掌和对指，大鱼际肌萎缩，状如"猿手"。

②损伤位于前臂中 1/3 或下 1/3 时：运动障碍仅限于拇指外展、屈曲和对掌。

③感觉障碍：手掌桡侧半、拇指、示指和中指的掌面、环指桡侧半及示指和中指末节背面感觉减退或消失。正中神经富于交感神经纤维，损伤后容易发生灼性神经痛。

（4）腕管综合征　是临床上最常见的正中神经损害，任何原因导致急性或慢性腕管内压力升高均可使正中神经受到挤压而发生功能障碍。常见的病因是骨折或非骨折性腕部损伤；手部过劳见于与某些特定职业有关的手腕部反复用力和反复创伤者，如打字员、编织工和厨师等易发生腕管综合征，多见于中年女性，右侧多见。首发症状通常是手部麻木和疼痛，尤其常见桡侧三指感觉障碍、麻木和疼痛，鱼际肌瘫痪等，常于夜间痛醒，劳动后加剧，休息后减轻。甩手后疼痛减轻或消失是该综合征的特点，有鉴别诊断价值。

2. 辅助检查

肌电图检查可发现正中神经传导速度减慢和波幅降低，有助于判断损害范围及程度。

3. 鉴别诊断

注意与颈椎病和臂丛神经损伤鉴别。

【治疗原则】

以外科治疗为主。

1. 手术治疗

正中神经挤压所致闭合性损伤，应予短期观察，无恢复表现应手术探查。如为开放性损伤应争取行一期修复；错过一期修复机会者，伤口愈合后亦应尽早手术修复。

2. 腕管综合征

局部制动，掌侧用夹板固定腕关节于中间位；可对症给予非甾体抗炎药。严重者腕管内注射泼尼松龙加用普鲁卡因。对于保守治疗无效者、功能障碍较重者、肌电图显示鱼际肌失神经支配者宜采取手术治疗。

第六节　尺神经损伤

尺神经由 $C_8 \sim T_1$ 神经根组成。尺神经在肱骨内上髁后方及尺骨鹰嘴处（肘管）最为表浅，是卡压等损伤的常见部位，此处刀伤或骨折容易受累；肘外翻畸形、长期以肘支撑劳动、腕部割裂伤也易损伤尺神经；尺神经也是麻风病常侵犯的部位。

【诊断标准】

1. 临床表现

（1）起病形式　多为外伤所致，常急性起病。

（2）症状和体征

①运动障碍：表现为手指的分指、并指不能，以小指、环指最为明显，小指和环指不能完全屈曲，呈"爪形手"畸形。

②感觉障碍：表现为手背尺侧半、小鱼际肌区、小指和环指尺侧半皮肤感觉减退或消失。

2. 辅助检查

肌电图检查可见尺神经支配肌呈神经源性损害，神经传导速度减慢和波幅降低。

3. 鉴别诊断

须注意与脊髓空洞症、臂丛下干损害及多灶性运动神经病等相鉴别。

【治疗原则】

尺神经损伤属于骨科与创伤科疾病，多采用手术治疗。开放性损伤可积极手术治疗，术后常规使用神经营养药和电刺激治疗，同时指导患者康复，防止关节僵硬和肌萎缩。闭合性损伤可先行保守治疗，效果差者手术治疗。

第七节　腓总神经麻痹

腓总神经发自 $L_4 \sim S_1$ 神经根，为坐骨神经的延续。腓总神经麻痹在临床上并不少见，是下肢神经损伤中较为常见的类型。腓总神经绕过腓骨颈部处最易受损，长时间垂膝坐位或蹲位、坐位时跷"二郎腿"、睡眠中位置不当、腓骨头骨折、下肢夹板或石膏固定等均可在腓骨小头处压迫或牵拉腓总神经；其他病因还包括糖尿病、铅中毒及结缔组织病。

【诊断标准】

1. 临床表现

（1）起病形式　常突然起病。

（2）症状和体征

①患侧足下垂和不能背伸，行走时足不能举起，通常用力提高下肢，使足跟也提高，但行走时足尖往往仍在地面上拖曳，称为"跨阈步态"。

②小腿外侧下 2/3 和足背外侧半的感觉减弱或消失。

③如病程长，小腿外侧肌肉可有萎缩。

2. 辅助检查

肌电图可见腓总神经支配肌肉呈神经源性损害，腓总神经感觉及运动传导波幅降低；腓骨小头上、下运动神经传导阻滞，表现为传导速度减慢。

3. 鉴别诊断

本病须注意与坐骨神经痛相鉴别。

【治疗原则】

1. 非手术治疗

目的是缓解神经的压迫，预防肌肉萎缩和关节僵硬，促进肢体功能的恢复。

（1）应用神经营养药物，如 B 族维生素等；伴有明显疼痛者可口服止痛药和镇静药等。

（2）解除压迫的外因，如腓骨小头处腓神经压迫的患者可避免坐位时跷"二郎腿"，睡眠时加用软垫等。

（3）针灸、理疗等。

（4）还可戴小腿矫形器或矫正鞋纠正足下垂。

2. 手术治疗

对保守治疗无效或久病者可采用手术治疗，包括腓总神经松解术或吻合术。但手术效果通常有限。

第八节　桡神经损伤

桡神经由 $C_5 \sim C_8$ 组成，支配桡侧伸腕、伸指诸肌和上臂、前臂、手和手指背面的皮肤。桡神经是臂丛诸神经中最容易受损的一支，肱骨骨折是桡神经局灶损伤最常见的原因；骨折后骨痂生长过多、桡骨头脱位也可压迫桡神经；或因睡眠时以手臂代替枕头，手术时上臂外展过久，上肢放置止血带不当等均可致桡神经损伤。

【诊断标准】

1. 临床表现

（1）起病形式　常急性起病。

（2）症状　垂腕是其特征性表现，因损伤部位不同，临床表现也有所不同。

（3）体征

①腋部损伤时，在腋下桡神经发出肱三头肌分支以上部位受损，产生完全性桡神经麻痹，上肢各伸肌完全瘫痪，肘关节、腕关节、掌指关节皆不能伸直，前臂旋后困难。

②在肱骨中1/3损伤时，发出肱三头肌分支以下部位受损，肱三头肌功能保持完好，肘关节可以伸直，但伸腕、伸拇、伸指以及前臂旋后均有障碍。

③在肘部损伤时，不出现垂腕，但可表现为伸拇和伸指障碍。

④近腕关节处损伤时，各运动支均已发出，可不产生桡神经麻痹症状。

⑤桡神经感觉支虽分布在上臂、前臂、手和手指背面，因邻近神经重叠，故感觉障碍多限于手背桡侧和桡侧3个半手指背面皮肤（不包括末节背面皮肤），主要是手背"虎口"处皮肤麻木。

2. 辅助检查

肌电图检查可见桡神经运动及感觉神经传导速度减慢或波幅降低。

【治疗原则】

手术指征及处理原则同"尺神经损伤"，桡神经具有良好的再生能力，治疗后功能可以恢复，预后良好。

第九节　急性炎症性脱髓鞘性多发性神经病

急性炎症性脱髓鞘性多发性神经病（acute inflammatory demyelinating polyneuropathy，AIDP），为 Guillain – Barre 综合征最常见亚型，由于免疫相关性的周围神经中小血管周围淋巴细胞浸润与巨噬细胞浸润，周围神经及神经根脱髓鞘，损害多数脊神经根和周围神经，也常累及脑神经，临床表现为以运动症状为主的急性多发性周围神经根及周围神经病。

【诊断标准】

1. 临床表现

（1）起病年龄　任何年龄组可发病，男女发病率相似。全年均可发病。

（2）起病形式　急性起病，多数患者起病前1～4周有呼吸道或胃肠道感染症状或疫苗接种史。

（3）症状　首发症状常为四肢远端对称性弛缓性瘫痪，很快加重并发展到近端，或自近端向远端发展，可累及脑神经，严重者可累及膈肌和其他呼吸肌而导致呼吸麻痪。可出现四肢完全性瘫痪，呼吸肌、面肌、吞咽肌麻痹。多数病例病情发展迅速，3～15 天内达高峰，在 4 周内停止进展，以后开始逐渐恢复。感觉症状较运动症状轻，可以出现肢体的感觉异常，少数可伴有肌痛。

（4）体征　瘫痪为弛缓性，腱反射减弱或消失，病理反射阴性。可有感觉障碍，肢体远端"手套－袜套"样感觉减退。疾病初期可有腓肠肌压痛。脑神经损害以双侧面瘫最常见，其次是舌咽和迷走神经，表现为声音嘶哑，吞咽困难。可有自主神经功能损害如出汗、心动过速等。

（5）Guillain－Barre 综合征的其他特殊临床类型

①Miller－Fisher 综合征：表现为三大特点，即共济失调、腱反射减退、眼外肌麻痹，有时可有瞳孔改变。脑脊液蛋白升高，头颅 MRI 有时可发现脑干病灶。血清中可测到抗 GQ1b 抗体。没有肢体瘫痪或瘫痪较轻。

②急性运动轴索性神经病（AMAN）：急性起病，在 24～48 小时内出现四肢无力的下运动神经元瘫痪，感觉神经很少受累。病情严重，常有呼吸肌受累，肌肉无力和萎缩出现早，部分患者恢复差。神经电生理中表现为运动神经轴索受累，感觉神经电位保留。20%～30% 患者可检测到 GM1 与抗 GD1b 抗体。

③脑神经型：表现为脑神经急性或亚急性的双侧对称性运动神经麻痹症状，如双侧周围性面瘫、延髓麻痹、复视等。无肢体瘫痪，脑脊液蛋白－细胞分离。

④全自主神经功能不全型：表现为急性或亚急性的自主神经功能紊乱表现，如心律失常、血压紊乱、胃肠道功能紊乱、泌尿异常、大汗或无汗等一种或多种自主神经功能异常，肢体瘫痪轻或无。

2. 辅助检查

（1）脑脊液　出现在未干预病例的第 2～3 周，第 1 周往往正常，表现为蛋白增高而细胞数正常或接近正常。在早期（发病 1 周内）的病例或发病后进行干预的病例见不到此现象。

（2）肌电图　发病早期可见到神经传导速度 F 波或 H 反射异常，发病 2 周后仍未改善的病例可发现运动及感觉神经传导速度减慢，可以在不同的神经有轻重不一的表现。

【治疗原则】

1. 病因治疗

（1）免疫球蛋白静脉滴注（IVIG）　尽早使用，疗效较好。可按照 0.4g/（kg·d）剂量，连用 5 天。先天性 IgA 缺乏或免疫球蛋白过敏者禁用。

（2）血浆置换（PE）　每次交换血浆量按 40ml/kg 体重计算，轻症者每周 2 次，重症者可每日 1 次。在发病 2 周后使用无效。严重感染、血液病、心力衰竭或心律失常患者禁用。

（3）皮质类固醇　缺乏治疗有效的证据。在重症者无禁忌，无条件应用 IVIG 和 PE 的患者可以试用。

2. 对症治疗

（1）辅助呼吸：对重症患者应密切观察其呼吸状况，如出现呼吸衰竭即可行呼吸机辅助呼吸。可行气管插管，在1~2周内不见好转者行气管切开，并行呼吸机的管理和监护。

（2）重症病例应持续心电监护，以观察有无心功能异常。对高血压患者可酌情应用β受体阻断剂，低血压可扩容。应穿长弹力袜以预防深静脉血栓形成。对有坠积性肺炎或脓毒血症患者应用广谱抗生素。对不能吞咽者可予鼻饲。尿潴留可留置导尿，便秘者可用润肠药物。对肠梗阻者应禁食，给予促胃肠动力药物。及早进行康复治疗以及步态训练。

（3）足量的B族维生素、维生素C、辅酶Q等辅助治疗。

（4）病情稳定后尽早进行康复训练。

本病为自限性单相病程，在发病4周内停止进展并逐渐恢复，在恢复过程中可有短暂波动。

第十节　慢性炎症性脱髓鞘性多发性神经病

慢性炎症性脱髓鞘性多发性神经病（chronic inflammatory demyelinating polyneuropathy，CIDP）是一种慢性病程进展的，临床表现与AIDP相似的免疫介导性周围神经病。

【诊断标准】

1. 临床表现

（1）起病年龄　任何年龄组可发病，男性略多见，以中年男性为多。

（2）起病形式　起病缓慢并逐步进展，常无前驱感染史。少数患者以AIDP形式起病。

（3）症状　临床表现为感觉运动神经病，表现为对称分布的肢体远端及近端无力，自远端向近端发展。感觉障碍与运动症状并存，可有感觉异常，深感觉障碍性共济失调。进展期数月至数年，平均3个月。起病6个月内无明显好转。少数患者还可伴有Horner征、勃起功能障碍、尿失禁等自主神经症状。

（4）体征　体格检查可见四肢肌力减退，伴或不伴肌肉萎缩，肌张力降低，腱反射消失，四肢末梢型深、浅感觉减退，腓肠肌可有压痛。

2. 辅助检查

（1）脑脊液　细胞数正常或轻度升高，蛋白质含量明显升高，常可达500~2000mg/dl。

（2）肌电图　运动神经传导速度明显减慢、远端潜伏期延长、波形离散、传导阻滞，可有波幅降低；感觉神经传导波幅降低、速度减慢。

（3）神经活检　可见神经纤维髓鞘节段脱失和典型"洋葱头"样改变，伴有轴索变性。有时感觉神经活检可无明显异常发现。

【治疗原则】

1. 病因治疗

（1）糖皮质激素　为本病的首选治疗药物，泼尼松 60～100mg/d，2～4 周起效后，连续用药维持 1～2 个月后并逐渐减量，小剂量（5～10mg/d）维持半年以上。也可甲泼尼龙冲击治疗。

（2）免疫球蛋白静脉滴注（IVIG）　剂量为 400mg/（kg·d），连用 5 天。定期重复给予。

（3）血浆置换（PE）　可每周 2 次，连续应用。

（4）免疫抑制剂　对以上治疗均无反应的患者可试用环磷酰胺或硫唑嘌呤。

2. 对症治疗和康复训练

对患者进行对症治疗和康复训练，最大限度地保持生活功能。

第三章　脑血管疾病

第一节　脑梗死

　　脑梗死又称缺血性脑卒中，是指各种原因造成的脑动脉血管堵塞，导致该血管支配区域的脑组织因缺血、缺氧而发生坏死，并产生相应神经功能缺失的症状和体征。脑梗死约占全部急性脑血管疾病的70%左右。目前最常用的TOAST缺血性脑卒中分型依据病因将脑梗死分为：大动脉粥样硬化型、心源性栓塞型、小动脉闭塞型、其他病因型和不明病因型。其中大动脉粥样硬化型依据发病机制又可分为载体动脉斑块或血栓堵塞穿支动脉、动脉至动脉栓塞、低灌注/栓子清除能力下降以及混合机制。对脑梗死根据病因和发病机制进行分型有利于指导治疗和制定二级预防的措施。

【诊断标准】

（一）临床表现

　　患者多为中老年人，常有脑梗死的危险因素，如高血压、糖尿病、冠心病、心房颤动、脂代谢紊乱等。多在安静睡眠状态下发病，心源性栓塞可在活动中发病，部分患者脑梗死前有短暂性脑缺血发作（TIA）。临床表现取决于梗死灶的部位和大小。不同部位脑梗死的临床表现介绍如下。

1. 颈内动脉血栓形成

　　颈内动脉闭塞后如果侧支循环良好，可以无任何症状；如果栓子致颈内动脉急性闭塞且侧支循环不佳，可发生颈内动脉供血区大面积梗死。临床表现可有对侧偏瘫、偏身感觉障碍、双眼对侧同向性偏盲，优势半球梗死可出现失语，非优势半球受累可有体象障碍。眼动脉受累时，可出现单眼一过性失明或黑矇。

2. 大脑中动脉血栓形成

　　大脑中动脉主干闭塞后可出现对侧偏瘫、偏身感觉障碍和双眼对侧同向性偏盲，优势半球受累可出现失语，非优势半球受累可有体象障碍；可伴有双眼向病灶侧凝视。深穿支闭塞表现为对侧肢体、面、舌较均等的偏瘫，以及对侧偏身感觉障碍、同向性偏盲。

3. 大脑前动脉血栓形成

　　大脑前动脉A_1段以远闭塞时，出现以对侧下肢为主的偏瘫，可伴有尿失禁及对侧强握反射。深穿支闭塞时出现对侧面、舌瘫及上肢轻瘫。

4. 大脑后动脉血栓形成

　　大脑后动脉主干闭塞表现为对侧偏瘫、偏盲及偏身感觉障碍，丘脑综合征，记忆力损害，优势半球受累可出现失读。双侧大脑后动脉闭塞，表现为双眼全盲，但对光反射存在，可伴有幻视。深穿支受累可出现丘脑综合征（对侧偏身感觉障碍、丘脑痛、共济失调、舞蹈 – 手足徐动）、红核丘脑综合征（对侧偏身感觉障碍、小脑性共济失调、意向性震颤等）、Weber 综合征（同侧动眼神经麻痹、对侧偏瘫）等。

5. 椎动脉血栓形成

小脑后下动脉或椎动脉供应延髓外侧的分支闭塞可引起延髓背外侧综合征，表现为眩晕、眼球震颤、声音嘶哑、吞咽困难、饮水呛咳、小脑性共济失调、交叉性感觉障碍、病灶同侧 Horner 征。

6. 基底动脉血栓形成

基底动脉主干闭塞，表现为眩晕、恶心、眼球震颤、复视、构音障碍、吞咽困难及共济失调，病情可迅速进展而出现四肢瘫痪、昏迷、应激性溃疡、中枢性高热，易导致死亡。基底动脉的分支闭塞可引起一些临床综合征，常见的有 Millard – Gubler 综合征（病灶侧面神经和展神经麻痹、对侧偏瘫）、Foville 综合征（双眼向病灶对侧凝视、病灶侧面神经和展神经麻痹、对侧偏瘫）、闭锁综合征（四肢瘫痪、双侧面瘫、球麻痹，仅能通过睁闭眼或眼球垂直运动表达意愿，但意识清楚）等。

（二）辅助检查

1. 血液化验

血液化验包括血常规、血糖、血脂、血同型半胱氨酸等，用于筛查脑血管疾病的危险因素。

2. 头颅 CT

用于发病早期与脑出血相鉴别，并可及时发现一些脑梗死的早期表现，如大脑中动脉高密度征、岛叶及豆状核区灰白质分界不清、脑沟消失等。

3. 头颅 MRI

较 CT 对于发现脑干、小脑等部位病变及小灶梗死有优势，可在脑梗死发病数小时后即显示长 T_1、长 T_2 梗死灶，DWI（弥散加权成像）对于显示早期、新鲜梗死灶尤其有优势。MRA 可显示颅内、外大动脉狭窄或闭塞，但有一定的假阳性率，且对小血管显影不佳。

4. 脑血管造影

是诊断颅内、外血管狭窄的金标准，可清楚显示颅内、外血管病变，但为有创性检查。

5. 经颅多普勒超声、颈部血管超声及心电图、超声心动图

经颅多普勒超声可判断血管狭窄的部位、程度、血流代偿情况，监测微栓子；颈部血管超声可发现不稳定斑块。心电图、超声心动图用于怀疑伴有心脏瓣膜病、房颤等的脑梗死患者。

【治疗原则】

脑梗死发病 4.5 ~ 6 小时以内如符合溶栓的适应证且无禁忌证，应行溶栓治疗，尽早恢复缺血区的血液供应。应根据患者缺血性脑卒中的类型、病情严重程度和基础疾病选择个体化的治疗方案。对可改变的脑卒中危险因素及时进行干预治疗。应由多学科医师、护士和治疗师共同参与，组成卒中单元，实施治疗、护理及早期康复治疗，提高治疗效果、改善患者预后。具体治疗方案如下。

（一）一般治疗

1. 急性期的一般治疗

保持呼吸道通畅，注意肢体功能位摆放，病情稳定后及时行肢体康复治疗预防压疮、下肢静脉血栓形成、肺栓塞等。吞咽困难患者应尽早行吞咽功能评价，如有误吸风险，及时置入鼻饲管。预防呼吸道感染、窒息发生。

2. 调整血压

准备溶栓者，血压应控制在收缩压 <180mmHg 且舒张压 <100mmHg；脑梗死 24 小时内慎用降压药，应先处理颅内压增高、紧张、疼痛、焦虑、二便潴留等可能继发血压升高的因素。血压持续升高至收缩压 ≥200mmHg 或舒张压 ≥110mmHg，或严重的心功能不全、高血压脑病、主动脉夹层，可予降压治疗；卒中后病情稳定，若血压持续 ≥140/90mmHg，无禁忌证，可于起病数天后恢复使用发病前服用的降压药物或开始启动降压治疗。

3. 控制血糖

血糖超过 10mmol/L 时，可给予胰岛素治疗，可将高血糖患者血糖控制在 7.8 ~ 10mmol/L。

4. 降颅压治疗

大面积脑梗死常继发脑水肿和颅内压增高，应给予降颅压治疗。常用的降颅压药物有甘露醇、甘油果糖和呋塞米、白蛋白。

5. 处理上消化道出血

多由于胃、十二指肠应激性溃疡出血所致。处理方法包括应用抑酸药物、止血等。如出血量大而致失血性休克，应输血治疗。顽固性大量出血，可胃镜下电凝止血。

6. 防治深静脉血栓（DVT）形成和肺栓塞

瘫痪严重、年老及心房颤动者发生 DVT 的风险较高，预防措施包括鼓励患者尽早活动、抬高下肢、尽早康复治疗、避免患侧下肢输液等。

（二）**特殊治疗**

1. 阿替普酶（rt - PA）静脉溶栓治疗

（1）适应证 ①有缺血性脑卒中导致的神经功能缺损症状；②发病 4.5 小时以内（尿激酶溶栓时间窗可在发病 6 小时以内）；③年龄 ≥18 岁；④患者或家属签署知情同意书。

（2）禁忌证 ①颅内出血；②既往颅内出血史；③近 3 个月有严重头颅外伤史或卒中史；④颅内肿瘤、巨大颅内动脉瘤；⑤近 3 个月内有颅内或椎管内手术；⑥近 2

周内有大型外科手术；⑦近 3 周内有胃肠或泌尿系统出血；⑧活动性内脏出血；⑨主动脉弓夹层；⑩近 1 周内有在不易压迫止血部位的动脉穿刺；⑪血压升高：收缩压 ≥ 180mmHg，或舒张压 ≥ 100mmHg；⑫急性出血倾向，包括血小板计数低于 $100 \times 10^9 / L$ 或其他情况；⑬24 小时内接受过低分子肝素治疗；⑭口服抗凝剂且 INR > 1.7 或 PT > 15s；⑮48 小时内使用凝血酶抑制剂或 X a 因子抑制剂，或各种出、凝血功能实验室检查异常（如 APTT、INR、血小板、ECT、TT 或 X a 活性测定等）；⑯血糖 < 2.8mmol/L 或 > 22.22mmol/L；⑰头颅 CT 或 MRI 提示大面积梗死（梗死面积 > 1/3 大脑中动脉供血区）。

（3）溶栓药物使用方法　rt - PA 剂量为 0.9mg/kg（最大剂量为 90mg）静脉滴注，其中 10% 在最初 1 分钟内静脉推注，其余持续滴注 1 小时；尿激酶 100 万 ~ 150 万 IU，溶于生理盐水 100 ~ 200ml 中，持续静滴 30 分钟；用药 24 小时内应严密监测患者。

2. 血管内介入治疗

（1）遵循 rt - PA 静脉溶栓优先原则。

（2）对存在静脉溶栓禁忌证的部分患者使用机械取栓是合理的。对发病后在时间窗内的患者，经严格临床及影像学评估后，可进行血管内机械取栓治疗。

（3）发病 6 小时内由大脑中动脉闭塞导致的严重卒中且不适合静脉溶栓或未能接受血管内机械取栓的患者，经过严格选择后可在有条件的医院进行动脉溶栓。由后循环大动脉闭塞导致的严重卒中且不适合静脉溶栓或未能接受血管内机械取栓的患者，经过严格选择后可在有条件的医疗机构进行动脉溶栓，虽目前有在发病 24 小时内使用的经验，但应尽早进行避免时间延误。

3. 抗血小板聚集治疗

不符合溶栓适应证且无禁忌证的缺血性脑卒中患者应在发病后及时给予口服阿司匹林 150 ~ 300mg/d，急性期后可改为预防剂量 50 ~ 300mg/d。需注意：溶栓治疗者，阿司匹林应在溶栓 24 小时后开始使用。对于不能耐受阿司匹林的患者，可以采用氯吡格雷 75mg/d。对于未接受静脉溶栓治疗的轻型卒中患者（NIHSS 评分 ≤ 3 分），在发病 24 小时内应尽早启动双重抗血小板治疗（阿司匹林和氯吡格雷）并维持 21 天，有益于降低发病 90 天内的卒中复发风险，但应密切观察出血风险。

4. 降纤治疗

对不适合溶栓的脑梗死患者或有高纤维蛋白血症者，可选用降纤治疗。常用的药物包括巴曲酶、降纤酶等。

5. 扩容治疗

对于低血压或低血流灌注所致的急性脑梗死（如分水岭梗死）可考虑扩容治疗，但应注意可能加重脑水肿、心力衰竭等。

6. 神经保护剂

理论上神经保护剂可保护脑细胞，提高对缺血、缺氧的耐受性。但其疗效未得到临床试验证实。临床上可选用胞二磷胆碱、依达拉奉、丁苯酞、人尿激肽原酶等药物。

7. 中医、中药

中成药在我国广泛运用于治疗缺血性脑卒中，值得开展更多高质量临床研究以进一步证实疗效。

8. 外科或介入治疗

对大脑和小脑半球的大面积脑梗死，可施行开颅减压术和部分脑组织切除术。颈动脉狭窄超过70%的患者可考虑颈动脉内膜切除术或血管成形术治疗。

9. 康复治疗

患者病情稳定后应尽早康复治疗。康复治疗在急性期主要是抑制异常的原始反射活动，重建正常运动模式。脑梗死继发的语言、认知、心理障碍也应行康复治疗。

第二节 脑出血

脑出血是指脑血管自发性破裂，血液流入脑实质内，为急性脑血管疾病中常见的一个类型，占全部急性脑血管疾病的20%～30%。绝大部分由高血压脑动脉硬化引起，其他原因有脑淀粉样血管病、颅内血管畸形、动脉瘤等，少见原因有抗凝或溶栓治疗、凝血机制障碍、原发性或转移性肿瘤、动脉炎等。

【诊断标准】

（一）临床表现

1. 起病年龄

中年以上，老年多发，男性多见，先天性动脉瘤及脑血管畸形者起病年龄较小。

2. 起病形式

急性起病，多有高血压病史，病前多有过劳、情绪激动、用力排便、大量饮酒等诱因。症状在数分钟至数小时达到高峰。

3. 症状

突然发生的剧烈头痛，常伴恶心、呕吐，可有不同程度的意识障碍（嗜睡至昏迷）。因出血部位不同，可表现出肢体瘫痪、麻木、言语困难、偏侧视野缺损等。

4. 体征

根据出血部位各异而表现出不同的神经系统定位体征。

（1）壳核出血 系由豆纹动脉外侧支破裂所致。表现为不同程度的"三偏"征（偏瘫、偏身感觉障碍、偏盲），可出现双眼向病灶侧凝视。病灶在优势半球可有失语。

（2）丘脑出血 系由丘脑膝状体和丘脑穿通动脉破裂所致。常表现为偏瘫、偏身感觉障碍；可有特征性眼征，如眼球上视不能、眼球分离性斜视、眼球会聚障碍、无反应性小瞳孔等；累及丘脑中间腹侧核可出现运动性震颤和帕金森样综合征；累及丘脑底核可出现偏身舞蹈或投掷样运动；优势侧丘脑出血可出现丘脑性失语、精神和人格改变；血肿向下压迫脑干可出现意识障碍。

（3）脑干出血　可出现不同程度的意识障碍、中枢性高热、针尖样小瞳孔、交叉瘫或四肢瘫，双侧病理征阳性。重者深昏迷，有去脑强直发作，呼吸功能障碍，可很快死亡。少量出血可表现为不同形式的脑干综合征。

（4）小脑出血　多由小脑上动脉分支破裂所致。表现为眼球震颤，构音障碍，肢体共济失调。出血量大者颅内压增高明显，双侧瞳孔呈针尖样，迅速昏迷，小脑体征被掩盖。

（5）脑叶出血　常由脑动静脉畸形、脑血管淀粉样变、脑肿瘤性卒中引起。不同部位表现有不同体征，枕叶出血表现为皮质盲，额叶出血可有精神症状、对侧肢体偏瘫，颞叶出血可有精神症状、感觉性失语等。

（6）脑室出血　分为原发性和继发性。原发性脑室出血多由脉络丛或室管膜下动脉破裂所致，继发性脑室出血指脑实质出血破入脑室。常有头痛、呕吐，严重者出现意识障碍、去脑强直发作。

（二）辅助检查

1. 头颅 CT

血肿一经形成立即显示异常高密度影，不仅可显示出血部位，还可显示血肿大小、有无占位效应、是否破入脑室等。目前是诊断脑出血最简便的检查方法。

2. 头颅 MRI

对急性脑出血诊断不如 CT；但对于脑干、小脑出血，MRI 显示病灶优于 CT。脑出血时 MRI 影像变化规律如下：①超急性期（<24 小时），血肿为长 T_1、长 T_2 信号，与脑梗死不易鉴别；②急性期（2~7 天），为等 T_1、短 T_2 信号；③亚急性期（8 天~4 周），为短 T_1、长 T_2 信号；④慢性期（>4 周），为长 T_1、长 T_2 信号。MRA 可发现血管畸形、动脉瘤等病变。

3. 脑血管造影

脑出血患者一般不需行 DSA 检查，除非怀疑有脑血管畸形、动脉瘤、烟雾病等时。

【治疗原则】

脑出血治疗的基本原则是安静卧床、脱水降颅压、调整血压、防治再出血、加强护理、防治并发症，以挽救生命，降低死亡率、病残率和减少复发。

（一）内科治疗

1. 一般处理

（1）安静卧床 2~4 周，保持安静，避免情绪激动，监测生命体征，注意瞳孔和意识变化。

（2）保持呼吸道通畅，清理呼吸道分泌物。

（3）保持水、电解质代谢平衡和足够营养摄入。

（4）头痛、躁动者可给予止痛剂与镇静剂，便秘者给予缓泻剂。

2. 脱水降颅压

（1）20% 甘露醇 125～250ml 静脉滴注，视病情严重程度而定，每 6～8 小时一次，冠心病、心力衰竭和肾功能不全者慎用。

（2）呋塞米（速尿）20～40mg，静脉注射或入输液小壶中，每日 1～4 次，可与甘露醇交替使用，用药时需注意监测水、电解质平衡。

（3）甘油果糖 250ml 静脉滴注，每日 1～2 次，用于轻症患者和肾功能不全者。

（4）10% 人血白蛋白：50～100ml 静脉滴注，每日 1 次，可提高胶体渗透压，作用较持久。

3. 调整血压

应综合管理脑出血患者的血压，分析血压升高的原因，再根据血压情况决定是否进行降压治疗。脑出血急性期时，如收缩压 >220mmHg，应积极使用静脉降压治疗；当收缩压 >180mmHg 时，可使用静脉降压药物控制血压；"160/90mmHg" 可作为参考的降压目标值。降压治疗期间应严密观察血压水平的变化。脑出血恢复期需积极控制血压，尽量将血压控制在正常范围内。

4. 止血治疗

脑出血原则上不需应用止血剂。如有凝血功能障碍，可针对性应用止血药。如肝素治疗继发的脑出血可用鱼精蛋白中和，华法林继发的脑出血可用维生素 K_1 拮抗。

5. 防治并发症

防治继发感染（尤其是吸入性肺炎）、应激性上消化道溃疡、癫痫、中枢性高热、下肢静脉血栓形成等并发症。

6. 早期康复治疗

脑出血后，只要患者的生命体征平稳、病情不再进展，宜尽早进行康复治疗。

（二）外科治疗

当脑出血患者颅内压过高，内科保守治疗效果不佳时，应及时进行外科手术治疗。

1. 指征

目前外科手术治疗的适应证、方法和时机选择尚无一致性意见。通常下列情况需要考虑手术治疗：①出现神经功能恶化或脑干受压的小脑出血。②脑叶出血超过 30ml 且距皮质表面 1cm 范围内的患者。③发病 72 小时内、血肿体积 20～40ml、GCS≥9 分的幕上高血压脑出血。④40ml 以上重症脑出血患者，由于血肿占位效应导致意识障碍恶化者。⑤脑室出血铸型。但要结合患者具体情况综合决定是否行外科手术（如年龄、全身状况、有无并发症等）。

2. 目的

尽快清除血肿，减少血肿对周围组织的压迫，降低颅内压。主要手术方法包括：去骨瓣减压术、钻孔血肿抽吸术和脑室穿刺引流术等。

第三节　短暂性脑缺血发作

短暂性脑缺血发作（transient ischemic attack，TIA）是由于脑或视网膜局灶性缺血所致的、未伴急性梗死的短暂性神经功能障碍，TIA 后卒中风险显著增加，是最为重要的神经内科急症之一，临床上需高度认识和积极处理。

【诊断标准】

颈内动脉或椎 – 基底动脉缺血导致的相应区域一过性、局灶性脑或视网膜功能障碍，以反复发作的短暂性失语、瘫痪或感觉障碍为特点。

1. 起病形式

急性起病，以症状反复发作为特征，持续时间不定。

2. 体征

根据缺血部位不同而表现出不同的神经系统定位体征。

【危险分层与临床评估】

危险分层与评估的主要目的是判断 TIA 早期卒中风险，导致 TIA 的病因和可能的发病机制，以做出最适宜的治疗和预防措施。常用的 TIA 危险分层工具为 ABCD 评分系统（表 3 –1）。

在急诊时，对症状持续≥30 分钟者，应按缺血性脑卒中急性期流程开始紧急溶栓评估，在 4.5 小时内应考虑溶栓治疗。

患者在就诊和评估时，症状、体征往往已经减轻或消失。所以，多数患者无溶栓指征。在这段时间对患者进行紧急评估与干预可以减少卒中的发生。

1. 一般检查

评估包括心电图、全血细胞计数、血电解质、肾功能及快速血糖和血脂测定。

2. 影像学检查

（1）头颅 CT 和 CT 灌注扫描（CTP）　从本质上来说，TIA 和脑梗死是缺血性脑损伤这一动态过程的不同阶段。

（2）头颅 MRI　尽可能采用弥散加权磁共振（DWI）作为主要诊断技术手段，如未发现脑急性梗死证据，诊断为影像学确诊 TIA。如有明确的脑急性梗死证据，则无论发作时间长短均不再诊断为 TIA。

（3）血管检查　所有 TIA 患者均应尽快进行血管评估，可利用 CT 血管成像（CTA）、磁共振血管成像（MRA）和数字减影血管造影（DSA）等血管成像技术进行血管检查。颈动脉血管超声和经颅多普勒超声（TCD）也可发现颅内、外大血管病变。DSA 是颈动脉内膜剥脱术（CEA）、颈动脉血管成形和支架植入术治疗（CAS）术前评估的金标准。

表 3 - 1 **ABCD 评分系统**

项目	评估内容	ABCD 分值	ABCD 2 分值	ABCD 3 分值	ABCD 3 - I 分值
年龄（A）	>60 岁	1	1	1	1
血压（B）	收缩压 >140mmHg 或舒张压 >90mmHg（1mmHg＝0.133kPa）	1	1	1	1
临床症状（C）	单侧无力	2	2	2	2
	不伴无力的言语障碍	1	1	1	1
症状持续时间（D）	>60min	2	2	2	2
	10～59min	1	1	1	1
糖尿病（D）	有	–	1	1	1
双重（7d 内）短暂性脑缺血发作（D）	有	–	–	2	2
影像检查（I）	同侧颈动脉狭窄≥50%	–	–	–	2
	DWI 检查出现高信号	–	–	–	2
总分		0～6	0～7	0～9	0～13

注："–"无此项评估内容；DWI：弥散加权成像。

（4）侧支循环代偿及脑血流储备评估 应用 DSA、脑灌注成像和 TCD 检查等评估侧支循环代偿及脑血流储备，对于判断是否存在低灌注及指导治疗有一定价值。

（5）易损斑块的检查 易损斑块是动脉栓子的重要来源。颈部血管超声、血管内超声、高分辨 MRI 及 TCD 微栓子监测有助于对动脉粥样硬化的易损斑块进行评价。

（6）心脏评估 疑为心源性栓塞时，或 45 岁以下颈部和脑血管检查及血液学筛选未能明确病因者，TIA 发病后应尽快进行多种心脏检查。当最初脑影像学检查和心电图不能确定病因时，应该进行长程心电监测或动态心电图。对于怀疑 TIA 的患者（尤其是其他检查不能确定病因时），应行经胸超声心动图（TTE）、经食管超声心动图（TEE）检查，可用于诊断卵圆孔未闭（PFO）、主动脉弓粥样硬化、心脏瓣膜病，识别这些情况可能改变治疗决策。

【治疗原则】

1. 溶栓治疗

对于新近发生的符合临床诊断的 TIA，在临床症状再次发作时，若持续时间 >1 小时，仍然按照缺血性脑卒中急性期的溶栓指南积极进行溶栓治疗。

2. 非心源性栓塞性 TIA 治疗

TIA 是由一个或多个病理生理机制引起，包括：①灌注失代偿；②斑块破裂导致血栓形成或斑块内出血致使管腔闭塞；③动脉到动脉的血栓性栓塞；④深穿支开口部闭塞。TIA 的治疗应根据血管检查、评估的结果及现有条件制定个体化治疗方案。

动脉狭窄是否导致脑血流量下降，既取决于狭窄的严重程度，又取决于侧支代偿程度，灌注失代偿是缺血性脑血管病的预测因素。因此，具有灌注失代偿特征的 TIA

患者可能是血管成形和支架植入术的亚组人群。

具有易损斑块特征（血栓形成或动脉到动脉栓塞）的 TIA 患者，治疗策略应当是稳定斑块的强化降脂治疗和抗栓治疗。对于大血管病变所致的深穿支卒中（斑块覆盖深穿支开口部，使其狭窄或闭塞）患者而言，治疗策略也应当是稳定斑块的降脂治疗和抗栓治疗。

（1）抗栓治疗　建议进行长期的抗血小板治疗。具有高卒中复发风险（ABCD2 评分≥4 分）的急性非心源性 TIA，应尽早给予氯吡格雷联合阿司匹林治疗 21 天，但应严密观察出血风险。此后，氯吡格雷、阿司匹林均可作为长期二级预防一线用药。

（2）强化降脂治疗　LDL - C 控制在 <70mg/dl（1.8mmol/L）或降幅 >50% 时，二级预防更为有效。

（3）血压管理，扩容、改善脑灌注。

（4）危险因素控制。

（5）血管内介入治疗　适应证：TIA 频繁发作、药物治疗无效者，如 TCD/颈动脉超声/CTA/MRA 发现血管管径狭窄 >70%；局部相关脑组织缺血（CTP/PWI）显示供血区域有小梗死灶；病变血管术侧支循环差。

禁忌证：血管管径狭窄 <50%，药物控制有效；远段狭窄（A_2、M_2、P_2 以远）；狭窄段血管成角明显；病变血管完全闭塞；严重全身性疾病（心、肝、肾等功能衰竭）。

3. TIA 的住院治疗

如果 TIA 患者在症状发作 72 小时内并存在以下情况之一者，建议入院治疗：①ABCD 2评分≥3 分；ABCD 2 评分 0~2 分，但门诊不能保证系统检查。②2 天之内不能在门诊完成评估的患者。③ABCD 2 评分 0~2 分，并有其他证据提示症状由局部缺血造成。

第四节　蛛网膜下腔出血

颅内血管破裂后，血液流入蛛网膜下腔，称之为蛛网膜下腔出血，临床上分为外伤性和非外伤性两大类，非外伤性又分为原发性和继发性两种类型。原发性蛛网膜下腔出血常见原因为脑底或脑表面病变血管（如先天性动脉瘤、脑血管畸形、硬脑膜动 - 静脉瘘等）破裂，血液流入蛛网膜下腔。继发性蛛网膜下腔出血为脑内血肿穿破脑组织，血液流入蛛网膜下腔。本节所述主要为先天性动脉瘤破裂所致的原发性蛛网膜下腔出血，即动脉瘤性蛛网膜下腔出血（SAH）。SAH 是一种严重的常见脑血管疾病，预后较差，3 个月内病死率高达 45%，存活者亦有很高的致残率。

【诊断标准】

1. 临床表现

主要取决于出血量、积血部位、脑脊液循环受损程度等情况，典型的临床表现为突发的持续性剧烈头痛伴脑膜刺激征，而神经系统定位体征轻微或缺如。当患者出现急性起病的严重头痛时，应高度怀疑 SAH。

（1）发病年龄常见于 40～60 岁，但可发生于任何年龄。

（2）起病急，多在情绪激动或用力等情况下急骤发病。

（3）主要症状为突发剧烈头痛，头痛不能缓解或进行性加重。

（4）常见的伴随症状有恶心、呕吐；有时可有短暂的意识障碍及烦躁、谵妄等精神症状；少数出现癫痫发作。

（5）主要体征为脑膜刺激征阳性；有时眼底可见玻璃体膜下出血；少数可有局灶性神经功能缺损体征，如轻偏瘫、失语、动眼神经麻痹等。

2. 辅助检查

（1）头颅 CT 平扫　怀疑 SAH 时，应首选头颅 CT 平扫。典型表现可见蛛网膜下腔有高密度影，尤以脑沟和颅底脑池部位最明显。但出血量较少时，CT 扫描显示不清。根据 CT 结果可以初步判断或提示颅内动脉瘤的位置，如动脉瘤位于颈内动脉段常是鞍上池不对称积血、大脑中动脉段多见外侧裂积血、前交通动脉段则是前纵裂基底部积血。动态 CT 检查有助于了解出血的吸收情况并评估有无再出血、继发脑梗死或脑积水及其程度。

（2）脑脊液（CSF）检查　如果 CT 扫描结果阴性，强烈建议行腰穿 CSF 检查。通常 CT 检查已明确诊断者，腰穿不作为临床常规检查。均匀血性 CSF 是 SAH 的特征性表现。腰穿误伤血管所致的血性 CSF，其颜色从第 1 管至第 3 管逐渐变淡。血性 CSF 离心后上清液发生黄变，或者发现吞噬了红细胞、含铁血黄素或胆红素结晶的吞噬细胞，这些征象均提示 CSF 中红细胞已存在一段时间，支持 SAH 的诊断。血性 CSF 中每 1000 个红细胞约导致蛋白增高 1mg/dl；最初白细胞与红细胞的比例与周围血相似（约为 1∶700），数天后由于积血所致无菌性化学性脑膜炎而可能出现反应性白细胞增多。

（3）脑血管造影（DSA）　条件具备、病情许可时应争取尽早行全脑 DSA 检查，以确定有无动脉瘤及出血原因，从而决定治疗方法并判断预后。DSA 仍是临床明确 SAH 病因、诊断颅内动脉瘤的金标准，可明确动脉瘤的大小、位置、与载瘤动脉的关系、有无血管痉挛等。但是 20%～25% 的 SAH 患者通过 DSA 不能发现出血来源或原因。由于血管造影可加重神经功能损害，如继发脑缺血、动脉瘤再次破裂出血等，因此造影时机宜避开脑血管痉挛和再出血的高峰期，一般于出血 3 天内或 3 周后进行为宜。

（4）CT 血管成像（CTA）和磁共振血管成像（MRA）　其准确性均有限，主要用于有动脉瘤家族史或破裂先兆者的筛查、动脉瘤患者的随访以及不能及时进行 DSA 检查时的替代方法。

CTA 检查比 DSA 更为快捷，创伤较小，尤其适用于危重患者，同时已被证实对较大动脉瘤的灵敏度接近于 DSA，并可补充 DSA 的结果，能够较好地确定动脉瘤瘤壁是否钙化、瘤腔内是否有血栓形成、动脉瘤与出血的关系以及动脉瘤位置与骨性标志的关系。MRA 在急诊应用受许多因素的限制，对检查动脉瘤瘤颈及其与血管的关系也存在局限性；但 MRA 检查不使用对比剂和放射线，对确诊 SAH 而 CTA 和 DSA 阴性的患者可用来检查其他引起 SAH 的原因。当颅内未发现出血原因时，应行脊柱 MRI 检查排除脊髓海绵状血管瘤或动静脉畸形等。对于亚急性期出血，MRI 比 CT 敏感，磁共振梯度回波 T_2^* 成像常可清楚地显示出血部位，尤其是当出血位于大脑表面时。

（5）经颅多普勒超声（TCD）　使用 TCD 动态监测颅内主要动脉血流速度等参数是及时发现脑血管痉挛及其痉挛程度的灵敏方法。

（6）其他　血、尿、便常规以及凝血功能、血电解质、血糖、X 线胸片、心电图等。

【治疗原则】

SAH 应急诊收入院诊治。有条件的医疗单位，建议由神经外科医师首诊；如为神经内科首诊者，亦应请神经外科会诊，并尽早查明病因，考虑外科治疗。分诊、手术治疗选择和预后判断主要依据 SAH 的临床病情分级，一般采用 Hunt 和 Hess 分级（表 3-2）及世界神经外科联盟（WFNS）分级（表 3-3）。Hunt 和 Hess 分级或 WFNS 分级≤Ⅲ级时，多早期行手术夹闭动脉瘤或者介入栓塞治疗。建议尽量在可同时提供外科手术和血管内介入这两种疗法的医院内对患者进行治疗。

1. 一般处理

（1）保持生命体征稳定。有条件时应收入重症监护室，密切监测生命体征和神经系统体征的变化；保持气道通畅，维持稳定的呼吸、循环系统功能。

（2）降低高颅压。主要使用脱水剂，如甘露醇、呋塞米、甘油果糖或甘油氯化钠，也可以酌情选用白蛋白。

（3）避免用力和情绪波动，保持大便通畅；烦躁者予镇静药，头痛者予镇痛药。注意慎用阿司匹林等可能影响凝血功能的非甾体抗炎镇痛药物或吗啡、哌替啶等可能影响呼吸功能的药物。

（4）其他对症支持治疗。包括维持水、电解质平衡，避免输注低张液体，给予高纤维、高能量饮食，加强护理，注意预防尿路感染和吸入性肺炎等。

2. 防治再出血

（1）卧床休息，直到病因解除（例如动脉瘤处理）；其他情况的卧床时间尚无定论，可个体化处理。

（2）调控血压，防止血压过高导致再出血，同时注意维持脑灌注压。如果平均动脉压 >120mmHg 或收缩压 >160mmHg，可在密切监测血压下使用短效降压药物，可选用钙通道阻滞剂、β 受体阻断剂或 ACEI 类等，例如尼卡地平、拉贝洛尔及艾司洛尔等。由于硝普钠或硝酸甘油等血管扩张药物可能会增加脑血容量进而增加颅内压，应予以避免。

（3）抗纤溶药物。SAH 不同于脑出血，对出血局部没有脑组织压迫作用，可适当应用止血药物，如 6-氨基己酸、氨甲环酸、氨甲苯酸等抗纤溶药物。抗纤溶药物虽然可以减少再出血，但增加了 SAH 患者缺血性卒中的发生率。对于近期无法行手术治疗，而且有显著再破裂风险的动脉瘤性 SAH 患者，若无抗纤溶药物治疗禁忌时，可给予短期治疗（<72 小时）。

（4）破裂动脉瘤的外科和血管内治疗。动脉瘤夹闭或血管内栓塞治疗是预防 SAH 再出血最有效的治疗方法，应尽早进行以降低再出血风险。治疗方案应由经验丰富的神经外科与血管介入科医师根据患者的病情及动脉瘤的特点共同商讨后决定。对于同时适用于介入栓塞及外科手术的动脉瘤患者，应首先考虑介入栓塞。支持手术夹闭动脉瘤的因素：年轻，合并血肿且有占位效应以及动脉瘤因素（大脑中动脉和胼胝体周围血管的动脉、宽颈动脉瘤、动脉分支直接从动脉瘤囊发出）。支持介入栓塞的因素：年龄超过 70 岁，无具有占位效应的血肿存在，动脉瘤因素（后循环动脉瘤、窄颈动脉瘤、单叶型动脉瘤），WFNS 分级为 Ⅳ、Ⅴ 级的危重患者。

3. 防治脑血管痉挛

口服尼莫地平能有效减少 SAH 引发的不良结局。推荐早期使用口服或静脉泵入尼莫地平，降低病死率，改善患者神经功能。常用剂量是 60mg，每 4 小时口服 1 次，持续 3 周。其他钙通道阻滞剂（无论口服或是静脉给药）的疗效仍不确定。应在破裂动脉瘤的早期管理阶段即开始防治脑血管痉挛，在多数情况下，需要维持正常循环血容量和避免低血容量。"3H" 疗法可用于治疗脑血管痉挛，即高血容量、升高血压和血液稀释，但应注意 "3H" 疗法的并发症包括颅内压升高诱发动脉瘤破裂、心脏负荷增加、电解质紊乱和肺水肿等。脑血管成形术和（或）选择性动脉内血管扩张器，与 "3H" 疗法同时或在其之后或替代其进行治疗，可视临床具体情况而定。

4. 脑积水处理

对 SAH 后脑室积血扩张或形成铸型并出现急性脑积水，经内科治疗后症状仍进行性加剧，伴有意识障碍者，需要尽快行脑室外引流或腰椎穿刺放液治疗。对 SAH 后合并慢性症状性脑积水患者，推荐进行临时或永久的脑脊液分流术。

5. 癫痫的防治

有明确癫痫发作的患者必须用药治疗，但是不主张预防性应用。不推荐长期使用抗癫痫药物，但是对既往有癫痫发作史、脑出血、脑梗死、大脑中动脉瘤破裂后癫痫样发作的高风险人群，可考虑长期使用抗癫痫药物。

6. 低钠血症及低血容量的处理

某些患者可能需要联合应用中心静脉压、肺动脉楔压和体重等指标来监测血容量变化。应避免给予大剂量低张液体和过度使用利尿药。可用等张液体来纠正低血容量，使用醋酸氟氢可的松和高张盐水来纠正低钠血症。

7. 预防

（1）控制高血压、吸烟、酗酒、吸毒等危险因素。

（2）有条件时，应筛查高危人群尚未破裂的动脉瘤。破裂动脉瘤患者经治疗后每年新发动脉瘤的概率为 1%～2%，对此类患者进行远期影像学随访具有一定的意义。若在动脉瘤破裂前就对其进行干预，则有可能避免 SAH 带来的巨大危害。但预防性处理未破裂动脉瘤目前的争议很大，应谨慎处理，充分权衡其获益和风险。

表 3－2　Hunt 和 Hess 分级

分级	标准
0 级	未破裂动脉瘤
Ⅰ级	无症状或轻微头痛
Ⅱ级	中至重度头痛、脑膜刺激征、脑神经麻痹
Ⅲ级	嗜睡、意识模糊、轻度局灶神经体征
Ⅳ级	昏迷、中至重度偏瘫、早期去脑强直或自主神经功能紊乱
Ⅴ级	深昏迷、去脑强直、濒死状态

表 3－3　WFNS 分级

分级	GCS	运动障碍
Ⅰ级	15	无
Ⅱ级	14～13	无
Ⅲ级	14～13	有局灶症状
Ⅳ级	12～7	有或无
Ⅴ级	6～3	有或无

注：GCS，Glasgow Coma Scale（格拉斯哥昏迷评分）。

第五节　脑静脉窦血栓形成

脑静脉窦血栓形成（cerebral venous sinus thrombosis，CVST）是一组由于多种病因导致的颅内静脉窦血栓形成的血管疾病，可发生于上矢状窦、横窦、直窦、乙状窦和海绵窦，有时可伴有脑静脉血栓形成。病因多样，常见病因包括先天性凝血机制障碍（凝血酶缺乏、蛋白 S 与蛋白 C 缺乏等）、获得性易栓状态（肾病综合征、抗磷脂抗体综合征、系统性红斑狼疮、妊娠和产褥期等）、感染性疾病（中耳炎、鼻窦炎、乳突炎以及全身性感染）、药物（口服避孕药、停经后雌激素替代治疗）、外伤及其他病因（严重脱水、消耗性疾病及恶性肿瘤）等。脑静脉窦血栓形成可引起脑静脉回流障碍而出现临床症状，严重时可危及生命。

【诊断标准】

1. 临床症状及体征

（1）多为急性或亚急性起病，病情逐渐进展。

（2）头痛是最常见的症状，可出现恶心、呕吐、癫痫发作，查体可见视神经乳头水肿，某些患者出现意识障碍、视力减退。慢性病程或老年患者表现不典型，可仅表现为轻度头昏、眼花等症状。

（3）局灶神经功能症状及体征：精神异常、失语、脑神经麻痹、偏瘫或双下肢瘫痪、偏身感觉障碍、小便失禁等，临床表现与脑静脉窦血栓形成部位有关。

2. 辅助检查

（1）脑脊液检查　腰穿压力多升高，通常大于 $300mmH_2O$，脑脊液常规和生化指标一般正常。感染性脑静脉窦血栓形成患者白细胞计数增高。

（2）影像学检查

①头颅 CT：部分患者检查正常，典型病例可见脑静脉窦血栓高密度影如"条索征"或"高密度三角征"，增强时可见"空三角征"；部分患者表现为弥漫性脑水肿、静脉性脑梗死、出血性梗死或脑出血。

②头颅磁共振（MRI）：常规 MRI 有助于发现脑实质病变及静脉窦血栓；磁共振静脉成像（MRV）是目前运用较广的无创性脑静脉成像方法，脑静脉窦内血流信号消失或边缘模糊不规则有助于诊断；磁共振磁敏感加权成像（SWI）有较高的敏感性，目前逐渐较多地运用于临床。

③脑血管造影：可直接显示血栓的部位，是诊断脑静脉窦血栓形成的金标准，但由于尚未普及，临床运用受到一定限制。

（3）其他检查　有条件可进行相关检查明确病因，如凝血功能、免疫学指标等。

【治疗原则】

1. 病因治疗

针对病因进行治疗，如抗感染、纠正脱水、增加血容量、停用口服避孕药等。

2. 对症治疗

监测生命体征，对意识障碍者加强护理，控制癫痫发作，颅内压增高患者应积极脱水降颅压，病情加重危及生命时可行颞肌下减压术。

3. 专科治疗

（1）抗凝治疗　是脑静脉窦血栓形成的首选治疗，明确诊断后无禁忌情况下应尽快运用。常用低分子肝素［180U/（kg·d），分 2 次皮下注射］和静脉注射普通肝素，使用普通肝素应监测活化部分凝血酶原时间（APTT），剂量以 APTT 延长至 1.5~2 倍为宜。急性期的抗凝时间尚不统一，通常可持续 1~4 周。急性期后推荐口服抗凝治疗，目前多选用华法林，疗程根据病因各异。对于原发性或轻度遗传性血栓形成倾向者，口服抗凝治疗应持续 6~12 个月；对于发作 2 次以上或有严重遗传性血栓形成倾向者，可考虑长期抗凝治疗；对于有可迅速控制的危险因素者，如妊娠、口服激素类避孕药物者，抗凝治疗可在 3 个月内。治疗期间维持国际标准化比值（INR）在 2~3 为宜。

（2）溶栓及介入治疗　目前处于探索阶段，适用于有条件的医院选择合适的患者开展。经足量、规范抗凝治疗无效且无颅内出血的重症患者，可在有技术和监护的条件下慎重实施局部溶栓治疗。对于治疗前已存在颅内出血或其他方法无效者，机械取栓也可作为一种选择。

第四章　神经系统感染性疾病

第一节　单纯疱疹病毒性脑炎

单纯疱疹病毒性脑炎（herpes simplex virus encephalitis，HSE）是由单纯疱疹病毒（HSV）引起的急性中枢神经系统感染，病变主要侵犯颞叶、额叶和边缘叶脑组织。

【诊断标准】

1. 临床表现

（1）HSV-Ⅰ型疱疹病毒性脑炎　发病无季节性、无地区性、无性别差异，任何年龄均可患病。特点如下。

①原发感染的潜伏期为2~21天，平均6天，前驱症状有上呼吸道感染、腹痛、腹泻、发热、头痛、肌痛、全身不适、乏力、嗜睡等。

②一般为急性起病，病程为数日至1~2个月不等，约1/4患者有口唇、面颊及其他皮肤黏膜移行区单纯疱疹病史。

③多表现为精神和行为异常、认知功能障碍，如注意力涣散、反应迟钝、言语减少、情感淡漠、行动懒散等，或出现木僵、缄默，动作增多、行为奇特及冲动行为，记忆力及定向力障碍明显，可有幻觉、妄想或谵妄，部分患者因精神行为异常为首发或唯一症状而就诊于精神科。

④神经症状表现为失语、偏瘫、多种形式的痫性发作（全面强直-阵挛性发作及部分性发作）、凝视障碍、展神经麻痹及其他脑神经征。少数出现锥体外系症状，如肢体震颤等。重症患者可发生各种程度意识障碍，甚至昏迷、脑疝形成。部分患者可有脑膜刺激征、颈项强直。在疾病早期即可呈去脑强直或去皮质状态。轻型患者可仅表现为头痛、发热，轻度脑膜刺激征或轻微神经功能缺失征。

（2）HSV-Ⅱ型疱疹病毒性脑炎　多见于新生儿和青少年。特点如下。

①急性暴发起病。

②主要表现为肝脏、肺脏等广泛内脏坏死和弥漫性脑损害。患儿可出现难喂养、易激惹、嗜睡、局灶性或全身性抽搐等表现。

③子宫内胎儿感染可造成婴儿先天性畸形，如精神发育迟滞、小头畸形、小眼睛、视网膜发育不全等。

2. 辅助检查

（1）血常规　血白细胞计数及中性粒细胞百分比增高，红细胞沉降率增快。

（2）脑脊液（CSF）常规检查　脑脊液压力增高。细胞数轻度或中度增高，可多

达 $1000 \times 10^6/L$，以淋巴细胞为主，如有红细胞或 CSF 黄变提示有出血坏死性脑炎可能。蛋白质含量轻度增高，糖和氯化物正常。

（3）脑电图检查　早期即出现脑电图异常，常呈弥漫性高幅慢波，也可见局灶性异常，常有痫性波。左右不对称，以颞叶为中心的周期性同步放电（2～3Hz）最具诊断价值。

（4）影像学检查　HSE 在发病 5～6 天后头颅 CT 显示一侧或双侧颞叶、海马和边缘系统出现局灶性低密度区，严重者有脑室受压、中线结构移位之占位效应。若低密度区中间出现点状高密度区，则提示出血性坏死，更支持 HSE 诊断。在早期 MRI T_2 加权像可见颞叶中、下部，向上延伸至岛叶及额叶底面有周边清晰的高信号区。MRI 检查优于 CT。

（5）脑组织活检　发现神经细胞核内嗜酸性包涵体（Cowdry A 型）或电镜下发现 HSV 病毒颗粒可确诊。

（6）病原学及免疫学检测　脑活检组织或 CSF 进行 HSV 病毒分离，阳性者可确诊。用聚合酶链反应（PCR）技术检测 CSF 中 HSV DNA 有助于 HSE 早期诊断，具高度敏感性及特异性。用 ELISA 法检测 HSV 抗原，早期检测 CSF 中 HSV 抗原阴性可作为排除本病的依据之一。采用 Western 印迹法、间接免疫荧光测定及 ELISA 法检测 HSV 特异性 IgM、IgG 抗体。用双份血清和双份 CSF 进行 HSV 抗体的动态测定，发现 CSF 抗体有升高趋势，滴度达 1：80 以上，血与 CSF 抗体比 <40，或 CSF 抗体有 4 倍以上升高或降低者有助于 HSE 诊断。

【治疗原则】

早期诊断和治疗是降低本病死亡率的关键，包括病因治疗、免疫治疗和对症支持治疗。

1. 药物治疗

（1）抗病毒治疗　阿昔洛韦是治疗 HSE 的首选药物。儿童及肾功能正常的成年人，推荐阿昔洛韦剂量是每 8 小时 10mg/kg 静脉滴注，连续 14～21 天；新生儿，每 8 小时 20mg/kg 静脉滴注，持续 14～21 天。阿昔洛韦与激素联合疗法的疗效有待进一步研究确认。本品毒性很小，不良反应主要有头痛、恶心和呕吐，皮疹、疲乏、发热、脱发和抑郁少见，免疫抑制患者用药后偶有肝功能异常和骨髓抑制。

（2）免疫治疗　可选用干扰素、转移因子、免疫球蛋白等。肾上腺糖皮质激素对减轻炎症反应和减轻炎症区域水肿有一定效果，但目前尚存在争议，对症状较重的患者可早期酌情使用。

2. 全身支持治疗

对重症及昏迷患者至关重要，维持营养和水、电解质与酸碱平衡，保持呼吸道通畅，并需加强护理，预防压疮及呼吸道感染等并发症。

3. 对症治疗

对高热患者应给予物理降温或药物降温；出现抽搐者及时使用抗癫痫药物；如患

者有精神症状，可适当使用抗精神病药物。

4. 预防

利用 HSV 糖蛋白制备的病毒亚单位疫苗和核酸疫苗对动物实验有明显抗 HSV 感染的保护作用，但是对于人类 HSV 感染的确切预防作用还需进一步观察研究。

5. 预后

病死率 19%～50%，5%～10% 患者有复发。存活者中仍有部分患者出现偏瘫、失语、癫痫、智能低下等后遗症，甚至极少数患者维持在植物状态。

第二节　结核性脑膜炎

结核性脑膜炎（tuberculous meningitis，TBM）是由结核杆菌引起的脑膜非化脓性炎性疾病，常继发于粟粒性肺结核或体内其他器官结核病，好发于儿童和青年人，冬、春季多见。

【诊断标准】

1. 临床表现

多数病例前驱期为 2～3 周，通常亚急性起病，主要的临床表现如下。

（1）结核中毒症状　低热、盗汗、食欲减退、体重减轻、腹痛、精神和情绪的改变等。疾病早期主要是脑膜受累表现，如头痛、呕吐、易激惹、颈项强直、Kernig 征和 Brudzinski 征阳性等。

（2）颅内压增高　表现为剧烈头痛、喷射性呕吐、视神经乳头水肿、意识障碍等，严重者可形成脑疝。

（3）脑实质损害　表现为情感淡漠、意识模糊、昏睡、昏迷。可出现癫痫发作、肢体瘫痪。系由脑实质结核瘤或继发脑血管病变引起。

（4）脑神经损害　常见，系由颅底炎性渗出物引起，主要累及展神经、动眼神经、视神经、面神经。成人以展神经最易受侵犯，儿童则以面神经易受侵犯。

2. 辅助检查

（1）血生化　由于抗利尿激素分泌异常，患者可有低钠血症。

（2）脑脊液检查　脑脊液压力通常升高，但有脊髓蛛网膜下腔梗阻时，腰穿压力可降低；外观清亮或轻度浑浊呈毛玻璃样，室温或于冰箱静置后表面有蜘蛛网样薄膜形成；细胞数中度升高，（10～500）×10^6/L，以淋巴细胞为主；蛋白质含量升高，通常 1～5g/L；糖、氯化物下降，糖含量 1.1～2.2mmol/L，疾病晚期明显降低。腰穿时最后一管脑脊液最适合行抗酸染色检查。脑脊液细菌培养阳性率低且耗时。脑脊液 PCR 检测结核杆菌 DNA 灵敏度高、特异性强，可进行快速诊断，但前提是须严格操作。脑脊液沉淀组织学分析也有助于病原体检测。

（3）影像学检查　CT 或 MRI 检查可显示脑膜增厚及强化、脑室扩大、脑积水、脑梗死以及结核瘤。

【治疗原则】

1. 抗结核治疗

一旦临床症状及脑脊液检查提示结核性脑膜炎，应立即开始抗结核治疗，而不应等待确切的病原学证据。结核性脑膜炎预后与早期诊断以及早期抗结核治疗密切相关。目前尚无治疗结核性脑膜炎的标准方案，主要参照肺结核的治疗原则。异烟肼（INH）、利福平（RFP）、吡嗪酰胺（PZA）、乙胺丁醇（EMB）是抗结核一线药物。常用异烟肼［儿童（10～20mg/(kg·d)，成人 5mg/(kg·d)］、利福平［儿童 10～20mg/(kg·d)，成人 10mg/(kg·d)］、吡嗪酰胺［儿童 35mg/(kg·d)，成人 15～30mg/(kg·d)］、乙胺丁醇［13 岁以上儿童、成人均 15～25mg/(kg·d)］四种药联合治疗，如果上述药物之一不能使用，可以链霉素［儿童 15～20mg/(kg·d)，成人 15mg/(kg·d)］替代。如有必要也可选用二线药物如对氨基水杨酸、阿米卡星等。治疗过程中可以调整方案，总疗程为 18～24 个月。

治疗过程中应注意药物不良反应。异烟肼可引起周围神经病，因此应加维生素 B6［25～50mg/(kg·d)］治疗；乙胺丁醇具有视神经毒性；链霉素可损害前庭蜗神经，并且具有肾毒性；异烟肼、利福平、吡嗪酰胺均可引起肝功能损害。

2. 激素治疗

病程早期有蛛网膜下腔梗阻或严重颅内压升高时，激素治疗可能有益。泼尼松推荐剂量为成人 60mg、儿童 1～2.5mg/(kg·d)，地塞米松均为 8～16mg/d，维持 3～6 周，用药 2～4 周内减量。

3. 对症支持治疗

颅内压增高时，应予脱水降颅压治疗，常用 20% 甘露醇或 10% 甘油果糖、呋塞米，应注意肾功能，保持水、电解质平衡，必要时可行侧脑室穿刺引流术。反复癫痫发作时，应加抗癫痫药。

第三节　新型隐球菌脑膜炎

新型隐球菌脑膜炎（cryptococcal meningitis）是由新型隐球菌感染脑膜所致的中枢神经系统炎性疾病，多在机体免疫力下降时，经血行播散进入中枢神经系统，少数病例由鼻腔黏膜直接扩散入脑。

【诊断标准】

尤其是具有免疫力低下的患者和有养鸽及鸽粪接触史者，更应高度怀疑本病。头颅 CT 和 MRI 检查缺乏特异性；确诊有赖于实验室病原学与免疫学检查，包括真菌涂片、培养及隐球菌特异性抗原的检测。

1. 临床表现

隐球菌性脑膜炎临床诊断比较困难，对出现中枢神经系统感染的症状、体征，伴视神经乳头水肿、视神经损害、脑脊液压力明显增高的患者，应警惕本病的可能。

（1）本病呈亚急性起病，脑膜刺激症状明显，有时以局灶性神经系统体征和精神症状为主。

（2）常表现为亚急性脑膜炎和脑炎，易误诊为结核性脑膜炎。

（3）新型隐球菌能导致大脑、小脑、脑干形成大的肉芽肿，其临床表现与其他病因所致表现相同。若无 CT 和 MRI 等影像学检查资料，手术前很少能做出肉芽肿的诊断。患者出现脑膜刺激症状且在脑脊液中发现新型隐球菌即能明确诊断。

2. 辅助检查

（1）脑脊液检查　隐球菌感染时，脑脊液压力通常增高，最高可达 $300mmH_2O$ 以上；淋巴细胞数轻度或中度增高，可达 $10\sim500$ 个/mm^3；蛋白质含量增高，糖含量下降（$15\sim35mg/dl$）。脑脊液涂片墨汁染色镜下可见酵母样细胞，呈圆形、壁厚并围以宽厚的荚膜。脑脊液离心沉淀物中可能发现隐球菌。脑脊液标本接种沙保葡萄糖琼脂培养基或动物后，培养出酵母菌者可以确诊。

（2）免疫学检查　血清或脑脊液标本检测到隐球菌抗体也可做出诊断。免疫学检查如隐球菌补体结合试验、隐球菌乳胶凝聚试验和隐球菌 ELISA 检测等有助于提高诊断的特异性。

【治疗原则】

1. 抗真菌治疗

抗真菌药物治疗剂量的选择要考虑患者的病情和耐受能力，当临床症状消失、脑脊液 3 次涂片找菌阴性时可考虑停药。

（1）HIV 感染人群隐球菌性脑膜炎的抗真菌治疗　初始治疗包括诱导和巩固治疗。两性霉素 B 脱氧胆酸盐 [$0.7\sim1.0mg/(kg\cdot d)$，静脉给药] 联合氟胞嘧啶 [$100mg/(kg\cdot d)$]，分 4 次口服（严重病例及无法口服时使用静脉剂型），治疗至少 2 周，之后续贯使用氟康唑 [$400mg/d$（$6mg/kg$），口服] 至少 8 周。对于肾功能受损或易发生肾功能受损的患者，使用两性霉菌 B 脂质体剂型，包括脂质体两性霉素 B [$3\sim4mg/(kg\cdot d)$，静脉给药] 和两性霉素 B 脂质体复合物 [$5mg/(kg\cdot d)$，静脉给药] 代替两性霉素 B 脱氧胆酸盐治疗至少 2 周。开始治疗 2 周后的 CSF 培养阴性可作为杀菌诱导治疗成功的评估标准，提示预后良好。维持治疗应该在初始治疗（包括诱导和巩固治疗）完成后进行，推荐口服氟康唑（$200mg/d$）。对于大多数抗逆转录病毒治疗有效且 $CD4^+$ 细胞计数 $\geqslant100\mu l$、HIV RNA 水平检测不到或很低水平维持 3 个月以上、抗真菌治疗至少 1 年的患者，在密切随访和监测血清隐球菌抗原的情况下，终止隐球菌性脑膜炎维持治疗是安全的。如果患者 $CD4^+$ 细胞计数下降到 $<100\mu l$ 和（或）血清隐球菌抗原滴度增加，则应考虑重新开始氟康唑维持治疗。

（2）器官移植受者隐球菌性脑膜脑炎的抗真菌治疗　可采用脂质体两性霉素 B [$3\sim4mg/(kg\cdot d)$，静脉给药] 或两性霉素 B 脂质体复合物 [$5mg/(kg\cdot d)$，静脉给药]＋氟胞嘧啶［100mg/（kg·d），分4次给药］诱导治疗至少2周，巩固期建议使用氟康唑［400～800mg/d（6～12mg/kg），口服］治疗8周，根据肾功能调整剂量，继以氟康唑［200～400mg/d（3～6mg/kg），口服］维持治疗6～12个月。如果诱导治疗未使用氟胞嘧啶，考虑使用两性霉素B脂质体剂型诱导治疗至少4～6周，在疾病的真菌负荷较高或疾病复发时可考虑使用脂质体两性霉素B［6mg/（kg·d）］。

（3）非HIV感染、非器官移植患者隐球菌性脑膜脑炎的抗真菌治疗　两性霉素B脱氧胆酸盐［0.7～1.0mg/（kg·d），静脉给药］＋氟胞嘧啶［100mg/（kg·d），分4次口服］诱导治疗至少4周。4周诱导治疗适用于合并脑膜脑炎但无神经系统并发症，以及治疗2周后脑脊液酵母菌培养阴性的患者。考虑到两性霉素B脱氧胆酸盐的毒性作用，在后2周可改用两性霉素B脂质体剂型治疗。对于合并神经系统并发症的患者，考虑延长诱导治疗时间至6周，两性霉素B脂质体剂型可在延长诱导治疗期的最后4周应用。此后，开始氟康唑（400mg/d）巩固治疗8周。如果患者无法耐受两性霉素B脱氧胆酸盐，可改用脂质体两性霉素B［3～4mg/（kg·d），静脉给药］或两性霉素B脂质体复合物［5mg/（kg·d），静脉给药］治疗。诱导和巩固治疗后，可使用氟康唑［200mg/d或3mg/（kg·d），口服］维持治疗6～12个月。

2. 对症治疗

脱水降颅压，止痛，保护视神经和防止脑疝发生是隐球菌性脑膜炎最重要的对症治疗。当患者正在接受或已经接受适当的抗真菌治疗，且在保守治疗方法不能控制颅内压升高时，可考虑放置持久性脑室－腹膜分流管。

3. 预后

未经治疗的患者通常在几个月内死亡，自行缓解维持几年的病例偶见，文献中有几例自愈病例报道。

第四节　神经梅毒

梅毒是由苍白密螺旋体感染引起的慢性传染性疾病，累及全身各器官与组织。中枢神经系统（包括脑脊髓膜、血管和脑、脊髓实质）受累称为神经梅毒。梅毒的传染源是人，先天梅毒通过胎盘由患病母亲传染给胎儿，后天传染则主要通过性行为传播。我国人群中梅毒发病率尚不清楚。近年来发病率增高，有流行的趋势。

【诊断标准】

1. 临床表现

（1）无症状性神经梅毒　患者无临床症状和体征，仅脑脊液呈轻度炎性反应，梅毒血清反应阳性。

（2）梅毒性脑膜炎　主要为青壮年，最常见的症状是头痛。急性梅毒性脑膜炎发病较急，通常发生于感染后数周到数月，出现明显的头痛、呕吐及脑膜刺激征。亚急性或慢性起病者以脑底部脑膜病变最为明显，常累及第Ⅱ、Ⅲ、Ⅳ、Ⅴ、Ⅵ、Ⅶ、Ⅷ对脑神经，尤以第Ⅷ对脑神经损害常见。少数患者可出现意识障碍、癫痫、精神异常、失语、偏瘫等症状。

（3）血管型神经梅毒　多在感染后 2～10 年发病。脑血管梅毒常突然发作，主要表现有偏瘫、偏身感觉障碍、偏盲、失语等，偶可见局灶性癫痫、脑神经麻痹等，本病常累及脑动脉小分支，梗死范围不大。脊髓血管梅毒比较少见，主要表现为横贯性脊膜（脊髓）炎，运动、感觉及尿便障碍等。

（4）脊髓痨　起病较隐袭，潜伏期长，多于感染后 8～12 年发病。主要是腰骶部神经后根和脊髓后索受损的表现。后根受损出现下肢闪电样疼痛、感觉异常，腱反射减退甚或消失、肌张力降低，尿潴留、尿失禁和勃起功能障碍；脊髓后索病变引起深感觉障碍，导致感觉性共济失调。还可以出现阿-罗瞳孔、视神经萎缩和内脏危象。

（5）麻痹性痴呆　慢性起病，缓慢进展，多于感染后 10～30 年发病，男性多于女性。临床症状以进行性痴呆为主，出现虚构、妄想、躁狂等精神症状，记忆力、计算力、定向力降低等智能障碍，或伴有血管病变如偏瘫、偏身感觉障碍、偏盲、失语以及癫痫发作等，还可出现视神经萎缩，阿-罗瞳孔，面肌、唇舌、手指震颤等。

2. 辅助检查

（1）脑脊液检查　压力增高；以淋巴细胞为主的白细胞增多，但细胞数一般在 $100 \times 10^6/L$ 以下；蛋白质增高，为 0.5～1.5g/L；IgG、IgM 升高；糖和氯化物正常。

（2）免疫学检查

①非特异性螺旋体检测试验：包括性病研究实验室检查试验（venereal disease research laboratory，VDRL）、快速血浆反应素试验（rapid plasma reagin，RPR）和梅毒螺旋体凝集试验（treponema pallidum hemagglutination assay，TPHA）。血清试验阳性只表明以前接触过梅毒螺旋体，而脑脊液试验阳性则提示可能为神经梅毒。脑脊液 VDRL 特异性 100%，敏感性低；脑脊液 RPR 阳性则神经梅毒诊断成立；而脑脊液 TPHA 阴性则可排除神经梅毒。

②特异性螺旋体血清学试验：螺旋体固定术试验（treponema pallidum immobilization，TPI）和荧光螺旋体抗体吸附试验（fluorescent treponema antibody - absorption test，FTA - ABS）仅作为定性试验，无法了解滴度。

（3）影像学检查　头颅 CT、MRI 对发现病变部位有一定帮助，影像学表现包括脑萎缩、脑白质病变、皮层或皮层下梗死以及脑膜强化等，但缺乏特异性。

3. 诊断要点

诊断神经梅毒应慎重。诊断依据包括：先天或后天梅毒感染史、神经梅毒临床表现、血清和脑脊液梅毒免疫学检查阳性（常用 RPR、TPHA）。无症状神经梅毒缺乏相应的神经系统症状和体征，其临床诊断必须依据梅毒免疫学检查。

4. 鉴别诊断

由于神经梅毒病程长，临床表现复杂多样，因此应与其他神经系统疾病鉴别，如与脑膜炎、脑炎、脑血管病、各种原因引起的痴呆、脊髓病变或周围神经病相鉴别。一般根据病史、临床表现和特征性的病原学检查不难做出鉴别。

【治疗原则】

1. 病因治疗

首选青霉素，应及时、足量、全程治疗。

（1）青霉素 G 1800 万~2400 万 U 静脉滴注，分次给药，每次 300 万~400 万 U，每 4 小时 1 次；用药 10~14 天后，再用苄星青霉素 240 万 U 肌内注射，每周 1 次，共 3 周。

（2）普鲁卡因 – 青霉素 240 万 U 肌内注射，每天 1 次；同时口服丙磺舒 500mg，每天 4 次。共 3 周。

（3）头孢曲松钠每天 2g，静脉滴注或肌内注射，共 14 天。

（4）青霉素过敏者给予四环素 500mg，每天 4 次，连服 28 天；或多西环素 100mg，每天 2 次，连服 28 天或阿奇霉素，单次 2g 口服（疗效未肯定）。

（5）为避免吉 – 海反应（Jarisch – Heyxheimer reaction）发生，治疗前 1 天口服泼尼松 20mg，每天 1 次，连服 3 天。

治疗后每 6 个月随访进行脑脊液检查评价疗效。治疗后 6 个月脑脊液细胞数不下降或治疗后 2 年脑脊液细胞数未完全正常，均需重复治疗。

2. 对症治疗

闪电样疼痛可用卡马西平治疗，每次 0.1~0.2g，每天 2~3 次；内脏危象可用阿托品、甲氧氯普胺等治疗。其他还有抗癫痫治疗、抗精神症状治疗等。

第五节　进行性多灶性白质脑病

进行性多灶性白质脑病（progressive multifocal leukoencephalopathy，PML）目前被认为是由一种人类多瘤病毒中的 JC 病毒（又称乳头多瘤空泡病毒）机会性感染引起的亚急性致死性脱髓鞘疾病。

【诊断标准】

1. 临床表现

（1）发病人群　常发生于肿瘤或慢性免疫缺陷状态的患者。目前大部分病例发生在艾滋病患者，其他相关疾病是慢性肿瘤疾病（主要为慢性淋巴细胞性白血病、霍奇金淋巴瘤、骨髓增生性疾病）和较少见的非肿瘤性肉芽肿病（如红斑病或类肉瘤病）。也有一些病例发生在因器官移植或其他原因服用免疫抑制剂的患者。

（2）症状与体征　亚急性起病，首先表现为人格改变和智力减退，持续数天或数周。逐渐进展为下列症状的不同组合：偏瘫进展到四肢瘫、视野缺损、皮质盲、失语、共济失调、构音障碍、痴呆、意识模糊甚至昏迷。癫痫发作和小脑性共济失调罕见。

大多数病例在发病后 3~6 个月死亡，艾滋病患者病情进展更快。

2. 辅助检查

EEG 显示非特异的弥漫性或局灶性慢波；CT 可发现皮质下白质内多发性低密度灶，无增强效应；MRI 可见皮质下白质多发等或长 T_1、长 T_2 信号。脑脊液检查多正常。

【治疗原则】

本病缺乏有效的治疗方法，少数患者给予干扰素可能有效。对于艾滋病患者，采用抗逆转录病毒药物（包括蛋白酶抑制剂等），联合治疗可以减慢病程，少数可得到暂时缓解。

第六节　亚急性硬化性全脑炎

亚急性硬化性全脑炎（subacute sclerosing panencephalitis，SSPE）是由麻疹病毒慢性感染所致，以往还称为包涵体脑炎、亚急性硬化性白质脑炎。随着麻疹疫苗的应用，此病已不常见，但因预后差，仍需引起重视。

【诊断标准】

1. 临床表现

（1）发病人群　本病主要累及儿童，10 岁以上罕有发生。患儿通常在 2 岁前有过麻疹病毒感染病史，经 6~8 年的无症状期后隐匿起病，缓慢进展。

（2）临床分期　①第一期：行为及精神障碍期。表现为健忘、学习能力下降、淡漠、注意力不集中、性格改变、语言障碍、对日常活动失去兴趣等。②第二期：运动障碍期。表现为部分性或全面性癫痫发作，肌阵挛、共济失调以及进行性视网膜脉络膜炎导致的视力障碍等。③第三期：强直期。表现为肢体肌强直，腱反射亢进，Babinski 征阳性，进行性反应减退和自主神经功能障碍等。④第四期：终末期。患儿呈去皮层或去大脑强直状态，可有角弓反张。通常本病病程逐渐进展，在 1~3 年内死亡；约有 10% 病例的病程更长，病情波动；有少数病例呈暴发性起病，数月内死亡。

2. 辅助检查

腰穿脑脊液细胞数可正常，但蛋白质升高，尤其 γ‑球蛋白含量增高，可出现 IgG 寡克隆带；血清和脑脊液麻疹病毒抗体升高；EEG 可见周期性暴发的 2~3 次/秒高幅慢波；早期 CT 或 MRI 无明显变化，随疾病进展可显示进行性皮质萎缩、脑室扩大，有时可见白质内单个或多发病灶。脑组织活检可在神经元与神经胶质细胞的细胞核和胞浆内发现嗜伊红包涵体，电镜下可在包涵体中观察到病毒颗粒，但阳性率低。

【治疗原则】

目前尚无有效的治疗方法，以支持疗法和对症治疗为主，加强护理，预防并发症。

第七节 克雅病

克雅病（Creutzfeldt-Jakob disease，CJD）即人类海绵状脑病，又称皮质纹状体脊髓变性病或亚急性海绵状脑病（subacute spongiform encephalopathy），由 Creutzfeldt 和 Jakob 两位神经病理学家分别于 1920 年和 1921 年首先报道，故得名为 CJD。

此病是人类最常见的海绵状脑病，属于致死性的神经退行性疾病，呈世界性分布，但系统性检测只在一小部分国家中进行，因此，全球大多数地区的发病率还不清楚。在欧洲一项大型研究表明，CJD 的发病率为 1~2 人/（百万·年），高发年龄多在 50~75 岁之间，平均发病年龄为 65 岁。该病常为散发性，约占 85%；其次为家族性或医源性传播，家族性患者约占 15%，已证明在遗传性家族患者中均有编码 PrP 基因的突变（已发现患者的 PrP 基因在 200 位的 Gly 突变成 Lys）；医源性传播主要与外科手术（特别是神经外科手术）时器械消毒灭菌不彻底，角膜或硬脑膜等移植，或注射从人尸体脑垂体提取制备的生长激素与促性腺激素等因素有关。

目前绝大多数学者认为本病由一种称为 Prion 的传染性蛋白粒子引起，因为它与传统病毒不同，缺乏可测到的核酸，暂译为朊毒体。朊毒体主要由朊蛋白（Prion protein，PrP）构成，分子量很小（27000~30000Da），它是一种以糖蛋白为主体的特殊致病因子。PrP 有 2 种，一种是正常机体内存在的由染色体编码的对蛋白酶敏感的 PrPc，这种 PrPc 在某种目前尚不清楚机制的作用下产生翻译后转化，从含有大量 α 螺旋的构象转化成含有大量 β 折叠的构象，随着立体构象的改变，其化学性质也变成对蛋白酶有抗力的 PrP，称为 PrPres 或 PrPsc，这种 PrPsc 是能致病的，在试管内可形成原纤维，对培养的神经元有毒性。这种体内异常蛋白与正常细胞膜成分结合在一起，不易被机体免疫系统识别而造成活体诊断的困难。Prion 长期潜伏，潜伏期从数月到数十年之久。致病 PrP 与正常 PrP 接触后，可使正常 PrP 转化成致病 PrP。

朊毒体是一大类，不同毒株产生不同表型，表现出不同动物的各种疾病（如牛海绵状脑病、羊瘙痒症等）；即使均为人类克雅病，也有不同类型，但有其共性，除潜伏期长外，抵抗力特别强（对热及各种化学消毒剂有极高抵抗力），病理上主要是中枢神经系统退行性病变（神经元丢失、海绵样变性，缺乏免疫反应等）。

克雅病潜伏期 1.5~10 年，甚至长达 40 年以上。典型临床表现为进行性发展的痴呆、肌阵挛、小脑性共济失调、运动性失语，并迅速发展为偏瘫、癫痫，甚至昏迷。患者最终于 1 年内死于感染或中枢神经系统衰竭。

1996 年在英国和法国出现特异性累及年轻人的新型变异型 vCJD 患者。vCJD 无论在发病年龄、临床表现及病程等方面都明显不同于传统的 CJD，而且流行病学和实验室研究方面都高度提示 vCJD 的出现和牛海绵状脑病高度相关。大量的资料显示疯牛病因子可以通过消化道进入人体，在人体局部消化道的淋巴组织中增殖，并最终定位于中枢神经系统。截至 2005 年初，全球 vCJD 患者已经超过 180 人，主要分部在英国，在亚洲的日本、沙特阿拉伯和中国香港地区也出现 vCJD 患者。最近的资料证明，vCJD 可通过输血造成人群之间的传播并导致发病甚至死亡，已经对人类的公共卫生形成了威胁。

【诊断标准】

1. 临床表现

（1）发病年龄 25～78 岁，平均 58 岁，男女均可罹患。近年英国、法国报告的新型变异型 vCJD 发病年龄较轻，儿童亦可罹患，平均 26 岁。

（2）隐袭起病，缓慢进行性发展，临床可分三期。

①初期：表现颇似神经症，易疲劳、注意力不集中、失眠、抑郁和记忆减退等。可有头痛、眩晕、共济失调等。

②中期：进行性痴呆为主要表现，一旦出现记忆障碍，病情将迅速进展，患者外出找不到家，人格改变，痴呆，可伴有失语、轻偏瘫、皮层盲、肌张力增高、腱反射亢进、Babinski 征阳性；脊髓前角细胞损害可引起肌萎缩，约 2/3 患者出现肌阵挛（最具特征性）。

③晚期：出现尿失禁、无动性缄默、昏迷或去皮质强直状态，多因压疮或肺感染而死亡。

（3）新型变异型 vCJD 临床表现为共济失调和行为改变，未发现肌阵挛和特征性 EEG 改变，病程比其他类型 CJD 长，可持续 22 个月。

2. 辅助检查

（1）免疫荧光检测　CSF 中 14-3-3 蛋白一般呈阳性，CJD 脑组织大量神经元破坏可导致 14-3-3 蛋白释出至脑脊液，可作为临床诊断可疑 CJD 患者的重要指标，但 14-3-3 蛋白增高也可见于其他疾病；也可检测血清 S100 蛋白，因 CJD 患者 S100 蛋白随病情进展呈持续性增高。

（2）脑电图　疾病中晚期可出现间隔 0.5～2 秒的周期性棘-慢复合波，有一定诊断价值。

（3）CT 和 MRI　晚期可见脑萎缩。MRI 显示双侧尾状核、壳核、丘脑枕 T_2 呈对称性均质高信号，很少波及苍白球，无增强效应；T_1 可完全正常；DWI 可见对称性或不对称的上述部位以及皮层信号增高，此征象对 CJD 诊断很有意义。

（4）PRNP 基因 129 位多态性检测　根据 129 位多态性共分为 6 型——MM1，MV1，VV2，MV2，MM2，VV1。基因多态性与本病的易感性以及临床表型相关，检测该基因型有助于临床诊断。MM1 和 MV1 最常见，与典型 CJD 表型相关。

（5）组织病理学　组织病理学检测是朊蛋白病诊断的金标准。但是该项检查可能会引起患者继发感染或脑组织进一步破坏，且诊断后无法治愈；操作过程中有引起朊蛋白病传染的风险。故只在怀疑 CJD 的患者头颅 MRI 结果阴性或其他无创性检查已排除其他诊断时才推荐进行脑组织活检。由于病理检查是唯一能确诊朊蛋白病的方法，故鼓励进行尸检。

3. 诊断原则

（1）根据进行性痴呆、肌阵挛、锥体/锥体外系功能异常、视觉障碍等临床症状和体征，脑电图、脑脊液、神经病理学以及病原学等结果，予以诊断。

（2）CJD 患者中枢神经系统组织、眼球组织具有高度感染性，其他组织如扁桃体、脾脏、淋巴结等也具有感染性。在接触上述组织时应注意防护。

（3）尚无任何资料显示 CJD 可通过日常生活接触传染。

4. 诊断标准

（1）散发型 CJD

①确诊诊断：具有典型/标准的神经病理学改变和（或）免疫细胞化学和（或）Western 印迹法确定为蛋白酶耐受性 PrP 和（或）存在羊瘙痒症相关纤维。

②临床诊断：具有进行性痴呆，在病程中出现典型的脑电图改变和（或）脑脊液 14-3-3 蛋白阳性，以及至少具有以下 4 种临床表现中的 2 种：肌阵挛；视觉或小脑障碍；锥体系/锥体外系功能异常；无动性缄默。以及临床病程短于 2 年。

③疑似诊断：具有进行性痴呆，以及至少具有以下 4 种临床表现中的 2 种：肌阵挛；视觉或小脑障碍；锥体/锥体外系功能异常；无动性缄默。以及临床病程短于 2 年。

④所有诊断应排除其他痴呆相关疾病。

（2）医源型 CJD 在散发型 CJD 诊断的基础上接受由人脑提取的垂体激素治疗的患者出现进行性小脑综合征；或确定的暴露危险，例如曾接受过硬脑膜移植、角膜移植等手术。

（3）家族遗传型 CJD 确诊诊断或临床诊断 CJD 患者，具有本病特异的 PrP 基因突变，和（或）一级亲属中具有确诊诊断或临床诊断的 CJD 病例。

（4）变异型 CJD（variant CJD，vCJD）

① 病史：进行性神经精神障碍；病程≥6 个月；常规检查不提示其他疾病；无医源性接触史。

②临床表现：早期精神症状（抑郁、焦虑、情感淡漠、退缩、妄想）；持续性疼痛感［疼痛和（或）感觉异常］；共济失调；肌阵挛、舞蹈症、肌张力紊乱；痴呆。

③临床检测：a. 脑电图无典型的散发型 CJD 样波型（约每秒出现 1 次的三相周期性复合波），或未进行脑电图检测；b. MRI 质子密度加权像出现双侧丘脑后结节部高信号。

④扁桃体活检：阳性。扁桃体活检不应作为常规检查，在脑电图出现典型的散发型 CJD 样波型后不应进行。对临床表现与 vCJD 相似，而 MRI 未出现双侧丘脑后结节部高信号病例的诊断有意义。

⑤诊断 确诊诊断：具有①和 vCJD 神经病理学诊断（大脑和小脑广泛的空泡样变及"花瓣样"的 PrP 斑块沉积）。临床诊断：具有①和②中的任意 4 项和③，或①和

④。疑似诊断：具有①和②中的任意4项和③a.。

【治疗原则】

克雅病一旦发病，死亡率100%，临床尚无有效治疗。

目前由于常规的消毒方法对病原因子（朊毒体）无效，感染后血清学无法检出，在潜伏期时组织已具有传染性，所以BSE（牛海绵状脑病/疯牛病）和vCJD（变异型克雅病）的防治已受到国际社会的极大关注。联合国粮食及农业组织和世界卫生组织发表声明指出，必须停止使用含有动物来源蛋白，特别是从英国等西欧国家进口的饲料喂养动物。自2001年起，欧洲国家和组织都采取了积极主动的疯牛病监测措施；我国农业部等有关部门已多次下文，提出了对预防疯牛病的相关禁令和监测措施。英国是vCJD多发的国家，对全部死于该病患者的血液及血制品实行了严格的统一管理；因白细胞是该病原因子的载体，所以有些国家从英国进口的血液及血制品都要去除白细胞以达到预防效果。在美国，凡是20世纪80～90年代期间去过英国或在英国居住超过6个月的人严禁献血。对Prion病，既无疫苗进行有效免疫预防，也无有效药物治疗。目前主要针对该病的可能传播途径采取措施进行预防。

医源型CJD的预防：一方面要防止经献血或捐献器官而传播，另一方面要防止在外科手术（特别是神经外科和眼科等手术）时因污染的手术器械和用具消毒灭菌不彻底而引起医源性感染。对患者的血液等体液及手术器械等污染物必须彻底灭菌，对含病原因子的动物尸体、组织块或注射器等用品必须彻底销毁。手术器械须用1mol/L NaOH处理1小时，清洗后再行高压灭菌（134℃）1小时；对带有PrPsc的提取液、血液等要用10%漂白粉溶液或5%次氯酸钠溶液处理2小时以上，使其失去传染性。严禁医源型CJD患者捐献组织器官；医护人员及实验室研究人员应严格遵守安全操作规程，加强防范意识，注意自我保护。

第五章　中枢神经系统脱髓鞘疾病

第一节　多发性硬化

多发性硬化（multiple sclerosis，MS）是一种免疫介导的中枢神经系统慢性炎性脱髓鞘疾病，可能与遗传因素、环境因素、病毒感染及自身免疫等相关，最终导致中枢神经系统以少突胶质细胞损伤、白质髓鞘脱失为主，轴突及神经细胞也可部分受损，在临床上表现为具有时间多发和空间多病灶特点的一组脱髓鞘疾病。

【诊断标准】

根据病程主要分为四型，复发缓解型 MS、继发进展型 MS、原发进展型 MS、进展复发型 MS。

复发缓解型 MS：最常见类型（80% ~85% 的患者最初表现为复发缓解病程），为明显复发和缓解过程，每次发作均基本恢复，不留或仅留下轻微后遗症。多数在 5 ~15 年内转变为继发进展型 MS。

继发进展型 MS：在复发缓解阶段以后，不能完全缓解并留下部分后遗症，疾病逐渐缓慢加重。复发缓解型 MS 患者约 50% 在 10 年内或 80% 在 20 年内转为此型。

原发进展型 MS：少见类型，10% ~15% 最初为本型，临床没有缓解复发过程，疾病呈缓慢进行性加重，并且病程大于 1 年。

进展复发型 MS：少见病程类型，5% ~10% 为本类型，疾病始终呈缓慢进行性加重，病程中偶有少数缓解复发过程。

1. 临床特点

（1）起病年龄　多数在 20 ~50 岁之间发病（平均 32 岁）。女性更多见。男女比例约为 1∶2。

（2）起病形式　多急性或亚急性起病。

（3）症状及体征　因中枢神经系统脱髓鞘病灶所在部位的不同而有不同的症候。

从首发症状来看，一个或一个以上肢体的感觉障碍和（或）肢体无力是最常见的首发症状，亦可以视物模糊或视力下降、复视、头颈痛、眩晕、呕吐、智能或情绪障碍、小便潴留、共济失调等起病。

2. 常见症状及体征

（1）以不对称痉挛性轻截瘫较常见，出现肢体活动障碍。

（2）视神经功能障碍：单眼视力下降为主，可有球后疼痛，但眼底多为正常。

（3）肢体感觉障碍：包括偏身的深、浅感觉障碍或不全横贯性脊髓性感觉障碍；

另可有束带感及 Lhermitte 征、痛性肌痉挛等。

（4）共济失调：若病灶累及小脑或脊髓小脑束，可出现 Charcot 三联征（眼震、意向性震颤及吟诗样语言）。

（5）认知功能障碍及抑郁症候：可在任何阶段发生，甚至在 MS 早期。

（6）部分患者可出现膀胱或直肠功能障碍、性功能障碍等。

3. 辅助检查

（1）头颅 MRI　MRI 是诊断 MS 最为敏感的辅助检查方法，主要表现是 T_1WI 低信号及 T_2WI 高信号，多位于侧脑室周围、半卵圆中心、胼胝体等；急性期病灶在 DWI 上为高信号，Gd‑DTPA 增强扫描 T_1WI 像上可见强化表现。

（2）脑脊液（CSF）化验　CSF 中单个核细胞轻度增多或正常，蛋白可轻度增高。24 小时 IgG 合成率增高，CSF‑IgG 寡克隆区带（OB）阳性、碱性髓鞘蛋白（MBP）增高。其中 CSF‑IgG 寡克隆区带阳性可视为 CSF 阳性结果。

（3）诱发电位　包括视觉诱发电位（VEP）、脑干听觉诱发电位（BAEP）、体感诱发电位（SEP）可出现异常。

2017 年 McDonald 多发性硬化的临床诊断标准

发作次数	是否诊断 MS	病灶个数	其他 MS 诊断证据	
			空间多发证据	时间多发证据
≥2	是	≥2	不需要	不需要
≥2	是	1	①MRI 显示空间的多发 ②既往一次发作提示有不同的解剖部位病灶 ③再一次不同部位的发作	不需要
1	是	≥2	不需要	①MRI 显示时间的多发 ②OB 阳性 ③再一次发作
1	是	1	①MRI 显示空间的多发 ②再一次不同部位的发作	①MRI 显示时间的多发 ②OB 阳性 ③再一次发作

【治疗原则】

1. 急性期治疗

（1）糖皮质激素　治疗原则为大剂量、短疗程，不主张小剂量长时间应用。适用于 MS 的糖皮质激素主要为甲泼尼龙，激素治疗的方法：①从 1g/d 开始，静脉滴注 3～4 小时，共 3 天，然后剂量减半；一般 3 周减完。②轻症患者：每次 1g，静脉滴注 3～5 天后停用。

（2）血浆置换　一般不作为急性期的首选治疗。

（3）静脉注射大剂量免疫球蛋白　其总体疗效不明确，仅作为一种可选择的二线或三线治疗手段。用量为 0.4g/（kg·d），连续用 5 天为 1 个疗程。如果疗效欠佳，则不建议继续使用。

2. 缓解期治疗

（1）干扰素 β1a、β1b 能减少 MRI 病灶并延缓肢体残疾的进展。

（2）特立氟胺、醋酸格拉默、米托蒽醌等免疫调节药物。

（3）免疫抑制剂环磷酰胺或硫唑嘌呤可减少 MS 患者的复发。

3. 对症治疗

痛性痉挛患者可应用卡马西平或普瑞巴林。慢性焦虑性疼痛或感觉异常患者可应用小剂量阿米替林或多塞平。震颤患者可应用小剂量盐酸苯海索、盐酸阿罗洛尔等药物。肢体及语言功能障碍可配合神经康复训练。

第二节　视神经脊髓炎

视神经脊髓炎（neuromyelitis optica，NMO）是一种主要累及视神经和脊髓的特发性中枢神经系统炎性脱髓鞘疾病。临床上表现为视神经和脊髓同时或相继受累的单时相或复发缓期型病程，以复发缓解型多见。

【诊断标准】

1. 临床表现

（1）起病年龄　女性远高于男性，女：男比例可高达（3～9）：1。

（2）起病形式　多急性起病，进展快。

（3）症状

①视力障碍：主要表现为视神经炎，出现视力急剧下降。视神经炎可单眼、双眼间隔或同时发病。从视力损伤来看，NMO 较重，且恢复差，有的反复复发缓解发作，可致永久性失明。复发的视神经炎患者常会遗留一定的视力损伤。眼底可见视神经萎缩、视乳头苍白。

②脊髓损伤：常双侧受累，症状相对较对称，可为脊髓完全横断的表现，有的可出现上升性脊髓麻痹的表现。从数小时至数天内双侧脊髓的运动、感觉和括约肌功能严重受损。脊髓损害的平面以颈段最为多见，其次为胸段。较少数患者病变为非对称性，可表现为不全横贯的 Brown - Sequard 综合征。Lhermitte 征、发作性痛性肌痉挛、根性疼痛在有复发者中相对常见。

（4）体征　视神经炎可表现为不同形式的视野缺损。眼底早期可见到视乳头炎的表现，晚期则为视神经萎缩。脊髓炎表现为双下肢瘫痪、双侧感觉障碍和尿潴留等功能障碍。部分 NMO 可累及脑干，表现为眩晕、眼震、复视、顽固性呃逆和呕吐、饮水呛咳和吞咽困难。

2. 辅助检查

（1）脑脊液（CSF）化验　可出现白细胞数略增多，CSF - IgG 寡克隆区带阳性率低（＜20%），IgG 指数多正常。脑脊液蛋白可增高。

（2）血清 NMO－IgG 检查　是 NMO 的相对特异性自身抗体标志物，血清 NMO－IgG 多为阳性。

（3）MRI 检查　NMO 患者 MRI 的特征性表现为脊髓长节段炎性脱髓鞘病灶，连续长度一般≥3 个椎体节段（平均在 6 个以上），轴位像上病灶多位于脊髓中央，呈 T_1WI 低信号、T_2WI 高信号。病灶主要常见于颈段、胸段，急性期病灶处脊髓肿胀，增强扫描后病灶可强化。视神经鞘膜呈 T_1WI 低信号、T_2WI 高信号，受累视神经表现为肿胀增粗。脑 MRI 检查也可有异常非特异性病灶，但不符合多发性硬化的影像诊断标准。

（4）视觉诱发电位　P100 潜伏期显著延长，有的波幅降低或引不出波形。

2015 年国际 NMO 诊断小组制定的 NMOSD 诊断标准

AQP4－IgG 阳性的 NMOSD 诊断标准

（1）至少 1 项核心临床特征
（2）用可靠的方法检测 AQP4－IgG 阳性［推荐细胞分析（CBA）法］
（3）排除其他诊断

AQP4－IgG 阴性或 AQP4－IgG 未知状态的 NMOSD 诊断标准

（1）在 1 次或多次临床发作中，至少 2 项核心临床特征并满足下列全部条件
①至少 1 项核心临床特征为 ON、急性 LETM 或延髓最后区综合征
②空间多发（2 个或以上不同的核心临床特征）
③满足 MRI 附加条件
（2）用可靠的方法检测 AQP4－IgG 阴性或未检测
（3）排除其他诊断

核心临床特征

（1）ON
（2）急性脊髓炎
（3）延髓最后区综合征，无其他原因能解释的发作性呃逆、恶心、呕吐
（4）急性脑干综合征
（5）症状性发作性睡病、间脑综合征，脑 MRI 有 NMOSD 特征性间脑病变
（6）大脑综合征伴有 NMOSD 特征性大脑病变

AQP4－IgG 阴性或未知状态下的 NMOSD MRI 附加条件

（1）急性 ON：需脑 MRI 有下列表现之一
①脑 MRI 正常或仅有非特异性白质病变
②视神经长 T_2 信号或 T_1 增强信号＞1/2 视神经长度，或病变累及视交叉
（2）急性脊髓炎：长脊髓病变≥3 个连续椎体节段，或有脊髓炎病史的患者相应脊髓萎缩≥3 个连续椎体节段
（3）延髓最后区综合征：延髓背侧/最后区病变
（4）急性脑干综合征：脑干室管膜周围病变

注：NMOSD：视神经脊髓炎谱系疾病；AQP4－IgG：水通道蛋白 4 抗体；ON：视神经炎；LETM：长节段横贯性脊髓炎。

【治疗原则】

1. 急性期治疗

（1）糖皮质激素　采用大剂量甲泼尼龙冲击疗法能加速病情缓解，一般按照"3天递减"的方法。对激素依赖性患者，激素减量过程要慢，可每周减 5mg，至维持量（每日 15～20mg/d）；小剂量激素维持时间应较 MS 长一些。

（2）血浆置换　有部分 NMO 患者对甲泼尼龙冲击疗法反应差，可试用血浆置换疗法，可能有效。

（3）静脉注射大剂量免疫球蛋白　对甲泼尼龙冲击疗法反应差的患者，可选用静脉注射大剂量免疫球蛋白，其治疗是有效的，用量为 0.4g/（kg·d），连续用 5 天为 1 个疗程。

（4）激素联合其他免疫抑制剂　在激素冲击治疗疗效不佳时，尤其合并其他自身免疫疾病的患者，可选择激素联合其他免疫抑制剂治疗方案。

2. 缓解期治疗（免疫抑制治疗）

（1）一线药物　硫唑嘌呤、吗替麦考酚酯、甲氨蝶呤、利妥昔单抗。

（2）二线药物　环磷酰胺、他克莫司、米托蒽醌、那他珠单抗。

3. 对症治疗

痛性痉挛患者可应用卡马西平或普瑞巴林。慢性焦虑性疼痛或感觉异常患者可应用小剂量阿米替林或多塞平。震颤患者可应用小剂量盐酸苯海索、盐酸阿罗洛尔等药物。肢体及语言功能障碍可配合神经康复训练。

第三节　急性播散性脑脊髓炎

急性播散性脑脊髓炎（acute disseminated encephalomyelitis，ADEM）是广泛累及脑和脊髓白质的急性炎症性脱髓鞘疾病，病理可见散布于脑和脊髓小静脉和中等静脉周围的脱髓鞘病灶，由脱髓鞘区多形核小神经胶质细胞和形成血管袖套的淋巴细胞及单核细胞组成。典型患者病前有出疹性疾病或疫苗接种史，少数患者病前无任何诱因，发病机制可能是由感染或疫苗接种所触发后 T 细胞介导的自身免疫反应。

【诊断标准】

1. 临床表现

（1）起病年龄　儿童、成年均可发病，儿童较多。

（2）前驱因素　典型 ADEM 病前 1 个月常有前驱感染，如感冒、出疹、发热或疫苗接种史，还可有受凉、分娩或手术等病史。潜伏期 4~30 天。散发，无季节性。

（3）起病形式　急性起病，单相病程，数日达峰，病程可持续数周或数月。

（4）症状　临床可出现多灶性神经功能障碍，表现为感觉、运动功能障碍，脑和脊髓广泛弥漫受累时精神症状和意识障碍明显。通常根据受累部位分为脑炎型、脊髓炎型和脑脊髓炎型，本病也可伴严重的神经根和周围神经受累，而头痛、发热、脑膜炎和视神经受累相对少见。

①脑炎型：急性起病，出现发热、头痛以及不同程度的意识障碍和精神异常，常伴局限性或全面性的痫性发作，严重者迅速出现去脑强直发作，根据受累部位不同可表现为偏瘫、失语、视神经功能障碍、脑神经麻痹等，脑膜受累者可出现脑膜刺激征。

共济失调、肌阵挛性运动和舞蹈样手足徐动症少见。

②脊髓炎型：表现为部分性或完全性截瘫或四肢瘫，上升性脊髓麻痹，传导束性或下肢感觉障碍，膀胱、直肠功能障碍，通常无发热。发病时背部中线疼痛可为突出症状。

③脑脊髓炎型：兼有脑炎和脊髓炎特点。

④其他：出疹性疾病后的脑脊髓炎通常出现在出疹后 2～4 天，在疹斑消退、症状改善时突发高热、抽搐和意识障碍，部分患者发生偏瘫和小脑综合征，偶可发生横贯性脊髓炎。一般认为急性出血性白质脑炎（acute hemorrhagic leucoencephalitis，AHLE）是 ADEM 的暴发型，其临床过程更加凶险，死亡率高。

（5）预后　ADEM 病死率 10%～30%，多在病程 2～3 周开始恢复，可完全恢复，部分患者遗留不同程度的神经体征、智力障碍和行为异常等。严重感染后 ADEM 可于病后十余日至数月余死亡，病死率较高，麻疹后 ADEM 病死率可达 20%，疫苗接种后 ADEM 病死率可高达 30%～50%。AHLE 可在 2～4 天内死亡，有些患者可存活数周，罕见无后遗症者。

2. 辅助检查

（1）血常规检查　外周血白细胞增多，红细胞沉降率增快。

（2）脑脊液检查　腰穿压力正常或增高；脑脊液常规单核细胞增多，AHLE 则以多核细胞为主，红细胞常见，细胞数可达 $1000 \times 10^6/L$ 以上。蛋白轻至中度升高，IgG 可升高，寡克隆区带少见。

（3）EEG 检查　可见广泛中度以上异常，常见 θ 和 δ 波，亦可见棘波和棘 - 慢综合波。

（4）MRI 检查　可见 T_2WI 高信号病灶，脑室周围白质受累多见，可累及皮质下白质及脑干、小脑中脚、脊髓白质等，胼胝体也可受累，多为散在的双侧不对称病灶，增强后可见强化，病灶周围水肿。基底节、丘脑和脑干等部位的灰质也可受累，此特征有助于本病与 MS 进行鉴别。

【治疗原则】

（1）首选糖皮质激素，发病后尽早用药，大剂量长疗程，甲泼尼龙 500～1000mg/d，连续 3～5 天；继而口服泼尼松 1mg/（kg·d），之后逐渐减量。

（2）对于一些暴发型病例，或大剂量激素治疗无效者，可采用血浆置换疗法，或静脉注射大剂量免疫球蛋白 0.4g/（kg·d）。

（3）重症患者或容易复发者可同时应用环磷酰胺、硫唑嘌呤等免疫抑制剂。

（4）颅内压升高者给予甘露醇或甘油果糖脱水降颅压治疗。

（5）一般治疗：营养支持，控制感染和癫痫发作，物理降温。

（6）尽早给予康复评估以及神经康复训练。

第四节 脑桥中央髓鞘溶解症

脑桥中央髓鞘溶解症（central pontine myelinolysis，CPM）是以脑桥基底部对称性脱髓鞘病变为病理特征的中枢神经系统脱髓鞘疾病。特征性的病理改变为脑桥基底部对称性分布的神经纤维脱髓鞘，病灶边界清楚，也可累及被盖部，神经细胞和轴索相对完好，可见吞噬细胞和星形细胞反应。髓鞘脱失病变可累及脑桥外其他部位，如基底节、丘脑、小脑、皮质下白质等，称脑桥外髓鞘溶解症，占 CPM 的 10%。

本病通常与其他严重并且危及生命的疾病相关联，其中一半以上的病例是已经出现 Wernicke 脑病和多发神经病的晚期酗酒患者，还可见于肾衰竭、肝衰竭、严重烧伤、癌症、恶病质、严重感染、脱水以及电解质紊乱患者，尤其是过快纠正低钠血症时容易诱发。其病理机制可能是极高的血浆渗透压导致脑组织脱水、血－脑屏障破坏，引起有害物质透过血－脑屏障导致髓鞘脱失。

【诊断标准】

1. 临床表现

（1）发病年龄 本病可见于各年龄段，青壮年多发，无性别差异。

（2）起病形式 急性起病，进行性加重。

（3）症状 在原发病基础上突发四肢弛缓性瘫痪、咀嚼、吞咽障碍以及言语不清、头晕、眼震、眼球运动障碍、假性球麻痹和不同程度的意识障碍。可在数日内迅速进展为闭锁综合征。

（4）体征 双侧皮质脊髓束、皮质核束受累，肢体无力、眼球运动障碍、眼球震颤、构音障碍、共济失调，感觉正常，表现为完全或不完全的闭锁综合征。很少累及中脑，尚无发现延髓受累者。病程中后期腱反射活跃，疼痛刺激可引起肢体痉挛和伸展姿势。

（5）脑桥外髓鞘溶解症 可表现为共济失调、行为异常、视野缺损、帕金森综合征、手足徐动或肌张力障碍等。

（6）预后 多数患者预后差，死亡率高，可于数日到数周内死亡，少数存活患者可遗留痉挛性四肢截瘫，偶有完全康复者。

2. 辅助检查

（1）血常规检查 通常无异常。

（2）脑脊液检查 蛋白以及髓鞘碱性蛋白可增高。

（3）脑干听觉诱发电位（BAEP） 有助于确定脑桥病变，但不能确定病变范围。

（4）脑电图 弥漫性低波幅慢波，无特异性。

（5）头 CT 病灶检出率低。

（6）头 MRI 脑桥基底部特征性对称的蝙蝠翅样或蝴蝶样的病灶，对称分布的 T_1WI

低信号、T_2WI 高信号，增强后无强化。病程 1 周内通常无异常发现，病程 2~3 周病灶可显示清楚，弥散加权成像对早期改变更为敏感。

【治疗原则】

（1）积极治疗原发病，对症支持。

（2）纠正低钠血症应缓慢，不用高渗盐水。

（3）使用呋塞米或急性期甘露醇脱水治疗脑水肿。

（4）早期大剂量激素冲击治疗可能抑制本病进展，或者联合血浆置换治疗。

（5）可尝试高压氧治疗。

第五节　肾上腺脑白质营养不良

肾上腺脑白质营养不良（adrenoleukodystrophy，ALD）又称嗜苏丹染色脑白质营养不良伴青铜色皮肤和肾上腺萎缩，是遗传性代谢性疾病的过氧化物酶体病，细胞内过氧化物酶体遗传缺陷，导致极长链脂肪酸代谢障碍，大量未经 β – 氧化的长链和极长链脂肪酸在脑和肾上腺组织蓄积，导致大脑白质广泛髓鞘脱失，由枕叶向额部蔓延，伴肾上腺皮质萎缩。该病已确定两种遗传形式，儿童或青年期发病为 X 性连锁隐性遗传，突变基因定位于 Xq28；新生儿型为常染色体隐性遗传。

病理表现为枕叶、顶叶及额叶白质可见对称性分布的大片脱髓鞘病灶，一般不侵犯皮质下弓状纤维。可累及脑干、视神经、脊髓及周围神经。在脱髓鞘病灶中心可见髓鞘完全脱失伴有轴索的变性，星形细胞增生，病灶周边可见血管周围炎性细胞浸润。脑和肾上腺含大量极长链脂肪酸。

【诊断标准】

（一）临床表现

1. X 性连锁遗传型 ALD

（1）起病年龄　多在儿童期（4~10 岁）起病，通常为男孩，女孩罕见，可有家族史。

（2）起病形式　神经系统症状或肾上腺皮质功能不全均可为首发症状，前者占 85%，病情缓慢进展。

（3）症状与体征

①神经系统早期表现为学龄儿童成绩下降、个性改变，伴易哭、傻笑等情感障碍，步态不稳、上肢共济失调和意向性震颤；晚期出现偏瘫和四肢瘫、假性球麻痹、皮质盲、视力和听力下降等；重症患者出现认知障碍、癫痫和去脑强直发作。部分患者可有周围神经病变。以上症状出现的先后顺序并不固定。

②肾上腺皮质功能不全导致色素沉着，肤色变黑，以口周、口腔黏膜、乳晕、肘和膝关节、会阴和阴囊等处明显，血压低。女性基因携带者很少出现肾上腺皮质功能

不全。90%的患者脑白质和肾上腺皮质均受累。

（4）预后　预后差，通常在10～30岁死于并发症，部分患者因肾上腺皮质功能不全死于Addison病。

2. 新生儿型ALD

婴儿期起病，常在1岁以内出现发育迟滞、肌张力增高以及视力、听力减退甚至痴呆等，进展快，多在3～5年内死于并发症。

3. 肾上腺脊髓神经病（adrenomyeloneuropathy，AMN）

ALD的变异型，本型患者肾上腺功能不全症状在儿童早期出现，20岁后出现进行性痉挛性截瘫和轻度多发神经病，肌痉挛可不对称，可有共济失调步态。女性基因携带者神经系统症状较轻，可无肾上腺功能不全症状。

（二）辅助检查

1. 极长链脂肪酸测定

血浆极长链脂肪酸（C20、C22、C24、C26、C30）水平升高，血浆、红细胞、白细胞和培养的成纤维细胞中二十六己酸增高具有诊断意义。C26/C24以及C26/C22比值增高。

2. 血清电解质测定

血钠、血氯水平降低，血钾升高。

3. 血清皮质醇水平测定

血清皮质醇水平下降，ACTH刺激后17-羟酮皮质类固醇不增高，24小时尿中17-羟皮质类固醇排出减少。

4. 头CT

双侧枕-顶-颞交界处，尤其两侧侧脑室三角区对称性分布的蝶翼状大片低密度区。

5. 头MRI

双侧顶枕区白质内对称分布的蝴蝶状异常信号，T_1WI呈低信号、T_2WI呈高信号改变，由后向前逐渐发展，病灶周边可呈现缎带状DWI高信号及强化信号，其他部位白质也可受累，也可以双侧额角为主分布。病灶的蝶形分布是ALD所特有的，其他脑白质病少见。

6. *ABCD*1基因检测

【治疗原则】

（1）肾上腺皮质激素替代治疗可延长生命，减少色素沉着，偶可部分缓解神经系统症状，但通常不能阻止髓鞘破坏。

（2）食用富含不饱和脂肪酸食物，避免摄入含长链脂肪酸食物，使用"Lorenzo油"替代食用油，可使病情进展缓慢，但不能逆转已经造成的神经系统损害。

（3）少数病例研究提示骨髓移植可使临床症状稳定，逆转MRI改变，远期疗效有待观察。

第六节 异染性脑白质营养不良

异染性脑白质营养不良（metachromatic leukodystrophy，MLD）是一种芳香基硫酸酯酶 A 缺陷导致的溶酶体贮积病。常染色体隐性遗传，异常基因位于 22 号染色体，导致芳香基硫酸酯酶 A 缺陷，使硫酸脑苷脂不能转化为脑苷脂，导致过多的硫酸脑苷脂在脑白质、周围神经以及肝、肾、胰、脾、肾上腺等内脏组织贮积，引起脑白质、周围神经脱髓鞘等病变。临床主要表现为慢性感觉运动性多发性神经病及脑白质病变。

病理改变为大脑、小脑、脊髓及周围神经有髓纤维广泛变性，以胶质细胞异染色体颗粒和巨噬细胞增多为特征性表现。

【诊断标准】

（一）临床表现

1. 起病年龄

常在 1~4 岁症状明显，变异型可在出生前、儿童早期甚至成年期发病。

2. 起病形式

慢性起病，进行性加重。

3. 症状与体征

（1）1~2 岁发育正常，后出现双下肢无力、步态异常、肌强直、肌痉挛和易跌倒等运动功能障碍，进行性加重，伴语言障碍和智能减退。病初腱反射活跃，随着周围神经受累，腱反射减低甚至消失；部分患者发病即表现为肌张力减低、腱反射消失，或整个病程中肌强直始终存在，但腱反射减低。

（2）精神衰退可在病初就非常明显，或运动功能障碍症状明显后出现，逐渐出现视功能障碍、斜视、眼震、构音和吞咽障碍等脑神经症状。可有视神经乳头苍白、萎缩，黄斑周围浅灰色变性及上肢意向性震颤。

（3）无感觉障碍，痫性发作罕见，极少数患者可有巨颅。

（4）MLD 变异型（多硫酸酯酶缺陷）还可有类似黏多糖贮积病的面部和骨骼改变，部分患者伴听力下降、肝肿大。

4. 预后

婴幼儿发病后 1~3 年常因四肢瘫卧床，可存活数年；成人病例进展相对缓慢，存活时间较长。

（二）辅助检查

1. 尿硫酸脑苷脂明显增加，芳香基硫酸酯酶 A 缺乏、活性消失支持诊断。检测外周血白细胞及培养的成纤维细胞中芳香基硫酸酯酶 A 的活性可确诊本病。

2. 脑脊液蛋白升高（750~2500mg/L）。

3. 头 CT：可见脑白质或脑室旁对称的不规则低密度影，无占位效应，不强化。

4. 头 MRI：脑室周围和皮质下白质 T_2WI 呈高信号、T_1WI 呈低信号，可扩展至皮层下弓状纤维，部分典型 MRI 表现为"虎斑样"或"豹皮样"。

5. 肌电图检查可见周围神经损害。

6. *ARSA* 基因检测。

【治疗原则】

（1）无有效治疗方法，以支持、对症治疗为主。

（2）维生素 A 是合成硫酸脑苷脂的辅酶，患儿应避免和限制摄入富含维生素 A 的食物。

（3）尚无有效的酶替代疗法。骨髓移植对于已经出现神经系统症状的患者无效，但是对无症状的婴幼儿有效。

第六章　运动障碍疾病

第一节　帕金森病

帕金森病（Parkinson disease，PD）又称震颤麻痹，由英国医生 Parkinson 于 1817 年首先系统描述。该病常见于中老年人，是以黑质多巴胺（DA）能神经元进行性变性缺失和路易小体形成为特征的神经系统变性疾病。55 岁以上人群中患病率为 1000/10 万，随着年龄增长，发病率逐渐增高。

【诊断标准】

1. 临床表现

（1）多于 50 岁以后发病，起病隐袭，缓慢发展。初发症状以静止性震颤最多见，其次为运动迟缓、肌强直和姿势平衡障碍。症状常自一侧上肢开始，逐渐累及同侧下肢、对侧上肢及下肢。

（2）震颤典型者为静止性震颤，频率为 4~6 次/秒，中等幅度或较粗大，静止时存在，情绪激动、紧张，焦虑时加重，睡眠时消失。多由一侧上肢远端开始，下颌、口唇、舌及头部受累极少。

（3）肌张力增高主要累及躯干和肢体近端的肌肉，被动运动时伸肌与屈肌肌张力均增高，为铅管样肌张力增高，如果伴发震颤可在被动屈伸肢体时感觉到齿轮样肌张力增高。

（4）运动迟缓包括自发性运动减少，联合运动减少和自主运动减少或缺乏。主要表现为面部表情缺乏、瞬目动作减少，呈面具脸；行走时上肢摆动减少或消失；启动动作困难、动作缓慢；书写时字越写越小；行走时起步困难，步态缓慢、步距小，但一迈步即前冲而不能立即停步或转弯，称为慌张步态；口、舌、软腭等肌肉运动障碍而引起流涎、低语和吞咽困难。

（5）姿势平衡障碍是病情进展的重要标志，患者姿势反射消失引起姿势与步态不稳，易摔倒。

（6）除运动症状外，患者还可以出现嗅觉障碍、抑郁、快速动眼期睡眠行为障碍、便秘、认知功能障碍及痴呆、精神症状、皮脂分泌增多、体位性低血压等非运动症状。

2. 辅助检查

（1）血、脑脊液常规检查无异常。

（2）头 CT、MRI 无特征性发现，脑功能显像监测有一定意义。^{18}F‑Dopa/PET 显示多巴胺神经末梢多巴合成减少；多巴胺转运体（DAT）功能显像可发现病变对侧放射‑摄取不对称下降；未服药的 PD 患者多巴胺 D_2 受体显像上调，对原发性帕金森病的诊断有较大价值。

3. 诊断步骤

诊断分为以下几步。

（1）符合帕金森病的诊断　①运动减少：启动随意运动的速度缓慢。疾病进展后，重复性动作的运动速度及幅度均降低。②至少存在下列1项特征：肌肉僵直；静止性震颤（频率4~6Hz）；姿势不稳（非原发性视觉、前庭、小脑及本体感受功能障碍造成）。

（2）须排除非典型或继发性帕金森病　下述症状和体征不支持帕金森病，可能为帕金森叠加综合征（非典型帕金森病）或继发性帕金森综合征。①反复的脑卒中发作史，伴帕金森病特征的阶梯状进展；②反复的脑损伤史；③明确的脑炎史和（或）非药物所致动眼危象；④在症状出现时，应用抗精神病药物和（或）多巴胺耗竭剂；⑤一例以上的亲属患病；⑥头CT扫描可见颅内肿瘤或交通性脑积水；⑦接触已知的神经毒类药物；⑧病情持续缓解或发展迅速；⑨用大剂量左旋多巴治疗无效（除外吸收障碍）；⑩发病3年后，仍是严格的单侧受累；⑪出现其他神经系统症状和体征，如垂直凝视麻痹、共济失调，早期即有严重的自主神经受累，早期即有严重的痴呆，伴有记忆力、言语和执行功能障碍，锥体束征阳性等。

（3）支持诊断帕金森病必须具备下列3项或3项以上的特征　①单侧起病；②静止性震颤；③逐渐进展；④发病后多为持续性的不对称性受累；⑤对左旋多巴的治疗反应良好（70%~100%）；⑥左旋多巴导致的严重异动症；⑦左旋多巴的治疗效果持续5年或5年以上；⑧临床病程10年或10年以上。

4. 最新诊断标准

2015年，国际运动障碍协会（MDS）公布了PD的最新诊断标准。与英国脑库标准相比，增加了非运动症状在诊断中的作用，并且对诊断的确定性进行了分类（临床确诊PD和很可能PD）。新标准如下：首先需明确是否存在帕金森综合征，其定义为出现运动迟缓，并且至少存在静止性震颤或肌强直这两项主征的一项。一旦明确诊断为帕金森综合征，按照以下标准进行诊断。

（1）临床确诊PD需要具备　①不符合绝对排除标准；②至少2条支持性标准；③并且没有警示征象。

（2）临床很可能PD需要具备　①不符合绝对排除标准。②如果出现警示征象，需要通过支持性标准来抵消：如果出现1条警示征象，必须需要至少1条支持性标准。如果出现2条警示征象，必须需要至少2条支持性标准（注：该分类下不允许出现超过2条警示征象）。

支持性标准、绝对排除标准及警示征象详见下述。

1. 支持性标准

（1）对多巴胺能药物治疗具有明确且显著的有效应答。

（2）出现左旋多巴诱导的异动症。

（3）临床体格检查记录的单个肢体静止性震颤（既往或本次检查）。

（4）存在嗅觉丧失或心脏 MIBG 闪烁显像法显示存在心脏去交感神经支配。

2. 绝对排除标准

出现下列任何一项即可排除 PD 诊断。

（1）明确的小脑异常，比如小脑性步态、肢体共济失调或小脑性眼动异常。

（2）向下的垂直性核上性凝视麻痹或选择性向下的垂直性扫视减慢。

（3）发病的前 5 年内，诊断为很可能的行为变异型额颞叶痴呆或原发性进行性失语。

（4）发病超过 3 年仍局限在下肢的帕金森综合征表现。

（5）帕金森综合征与多巴胺受体阻滞剂或多巴胺耗竭剂治疗相关。

（6）尽管病情至少为中度，但对高剂量的左旋多巴治疗缺乏可观察到的治疗应答。

（7）明确的皮层性感觉丧失（出现皮肤书写觉和实体辨别觉损害），明确的肢体观念运动性失用或进行性失语。

（8）突触前多巴胺能系统功能神经影像学检查正常。

（9）其他疾病导致的帕金森综合征，或专家认为不是 PD。

3. 警示征象（Red Flags）

（1）在发病 5 年内出现快速进展的步态障碍，且需要规律使用轮椅。

（2）发病 5 年或 5 年以上，运动症状或体征完全没有进展，除非这种稳定是与治疗相关的。

（3）早期出现的球部功能障碍：发病 5 年内出现的严重的发音困难、构音障碍或严重的吞咽困难。

（4）吸气性呼吸功能障碍：白天或夜间吸气性喘鸣或频繁的吸气性叹息。

（5）在发病 5 年内出现严重的自主神经功能障碍，包括：

a. 体位性低血压——在站起后 3 分钟内，收缩压下降至少 30mmHg 或舒张压下降至少 15mmHg，且患者不存在脱水、其他药物治疗或可能解释的自主神经功能障碍性疾病；

b. 在发病 5 年内出现严重的尿潴留或尿失禁。

（6）在发病 3 年内由于平衡损害导致的反复（>1 次/年）摔倒。

（7）发病 10 年内出现不成比例地颈部前倾（肌张力障碍）或手足挛缩。

（8）即使是病程到了 5 年也不出现任何一种常见的非运动症状，包括睡眠障碍、自主神经功能障碍、嗅觉减退、精神障碍（抑郁、焦虑或幻觉）。

（9）其他原因不能解释的锥体束征。

（10）双侧对称性的帕金森综合征。

【治疗原则】

目前各种治疗方法只能改善症状，不能阻止病情进展。药物的治疗目标：延缓疾病进展，控制症状，尽可能延长症状控制的年限，尽量减少药物的不良反应和并发症。

药物治疗的原则："细水长流，不求全效"。即小剂量开始，缓慢增量，以较小剂量达到较满意的疗效。

1. 保护性治疗

其目的为改善症状，延缓疾病进展。一旦考虑该病就可以开始使用。目前单胺氧化酶 B 抑制剂（MAOB‐I）被判定为神经保护剂。常用药物为司来吉兰和雷沙吉兰。用法：司来吉兰 5mg/次，1~2 次/日，早上和中午服用；雷沙吉兰 1mg/次，1 次/日。

2. 症状性治疗

（1）早期 PD　症状较轻可暂缓用药，若影响患者工作和日常生活，则开始使用。

（2）选药原则

①<65 岁且不伴智力减退，选择非麦角类多巴胺受体激动剂、司来吉兰、复方左旋多巴，也可服用金刚烷胺和（或）抗胆碱能药。对于出现认知功能下降或特殊工作需要时，首选复方左旋多巴。

②≥65 岁或伴智力下降，首选复方左旋多巴，必要时加用多巴胺受体激动剂、MAOB‐I 或儿茶酚胺‐O‐甲基转移酶抑制剂（COMT‐I），因可能加重认知障碍，故尽可能不用盐酸苯海索。

3. 运动并发症的治疗

常见有症状波动和异动症。

（1）症状波动

1）疗效减退或剂末恶化：指每次用药的有效时间缩短，症状随血药浓度变化而发生规律性波动。

2）开‐关现象：指症状在突然缓解（开）与加重（关）之间波动，开期伴有异动症，与服药时间、次数、血药浓度无关。其处理可试用以下方案。

①不增加服用复方左旋多巴的每日总剂量，而适当增加每日服药次数，减少每次服药剂量（以仍能有效改善运动症状为前提）；或适当增加每日总剂量（原先剂量不大的情况下），每次服药剂量不变而增加服药次数。

②由标准片换用控释片以延长左旋多巴的作用时间。

③加用长半衰期的多巴胺受体激动剂如普拉克索。

④避免饮食（含蛋白质）对左旋多巴吸收及通过血‐脑屏障的影响，餐前 1 小时或餐后 1.5 小时服用，减少全天蛋白质摄入量或重新分配蛋白质饮食可能有效。

⑤加用对纹状体产生持续性 DA 能刺激的 COMT 抑制剂，如恩他卡朋或托卡朋。

⑥加用单胺氧化酶 B 抑制剂。

（2）异动症　包括剂峰异动症、双相异动症和肌张力障碍。

①剂峰异动症处理：减少每次复方左旋多巴剂量；加用多巴胺受体激动剂；将控释复方左旋多巴制剂改为复方左旋多巴标准片，避免控释片的累加效应。

②双相异动症处理：正在使用复方左旋多巴控释片患者应换为标准片或水溶片，可以缓解剂初异动症；加用 COMT 抑制剂或长半衰期的多巴胺受体激动剂可以缓解剂末异动症，也有助于改善剂初异动症。

③晨起肌张力障碍处理：睡前加服复方左旋多巴控释片或长半衰期的多巴胺受体激动剂，或起床前服用复方左旋多巴标准片或水溶片。

4. 非运动症状的治疗

（1）精神障碍　治疗原则：首先依次逐渐减少或停用以下 PD 治疗药物——抗胆碱能药、金刚烷胺、司来吉兰、多巴胺受体激动剂；若无效，则逐步减少复方左旋多巴的剂量；若仍无效，可以使用抗精神病药物，如氯氮平、喹硫平等可选用，首选氯氮平，但需密切监测血常规，观察有无粒细胞减少。

（2）认知障碍和痴呆　加用胆碱酯酶抑制剂，如多奈哌齐、利斯的明等。可使用 SSRI 类抗抑郁药治疗抑郁症状。也可加用多巴胺受体激动剂，尤其是普拉克索可改善抑郁症状，同时对运动症状也有改善。对于睡眠障碍及易激惹状态，可使用劳拉西泮、地西泮等治疗。

5. 手术治疗

长期治疗疗效明显减退，且出现异动症时可考虑手术治疗，其对肢体震颤、肌强直疗效明显，而对姿势步态障碍、平衡障碍无明显疗效。手术靶点：苍白球内侧部，丘脑腹中间核、丘脑底核。

第二节　亨廷顿病

亨廷顿病（Huntington disease，HD）又称亨廷顿舞蹈病、遗传性舞蹈病或慢性进行性舞蹈病，是一种常染色体显性遗传病，病理表现为基底节及大脑皮质变性，临床特征为慢性进行性舞蹈样动作、精神症状及痴呆。由 George Huntington 于 1872 年首先详细报道。目前认为本病是由于 HD 相关基因——位于 4p16.3 区域的 IT – 15（interesting transcript 15）5′端"CAG"三核苷酸重复序列异常扩增所致。

【诊断标准】

1. 临床表现

（1）一般情况　通常成年（30～40 岁）起病，少数为青少年（占 5%～10%），男女性别无明显差别。绝大多数有阳性家族史。

（2）起病过程　隐袭起病，进行性加重，主要表现为不随意的舞蹈样动作和逐渐进展的智力衰退、精神障碍，并最终发展成为痴呆。起病后平均生存期为 15 年。

（3）运动障碍　包括不自主运动出现和自主运动障碍。舞蹈样动作多为首发症状，始于颜面部及上肢，逐渐扩展至全身。主要表现为舞蹈样或手足徐动样不自主运动。早期站立不稳，书写字迹变坏和不能胜任细致的工作，间断出现耸肩、上肢不规则屈曲与伸展、手指抽动或指划动作、扮鬼脸等。舞蹈样运动多较快速，幅度大，无目的，表现为不自主的张口、噘嘴、伸舌、头前屈或后仰、手足舞动等，逐渐变为异常粗大的舞蹈样动作。下肢不自主屈伸，躯干和头部不自主扭转，失去平衡以致不能起坐和行走。常合并有书写和言语困难。情绪激动时加重，睡眠时消失。此外还可出现肌张力障碍(斜颈、角弓反张等)、姿势反射消失、运动迟缓和肌强直等，导致手指灵活性降低、吞咽困难、平衡障碍和跌倒。在疾病晚期，随着自主运动障碍的加重和肌强直的出现，舞蹈样症状逐渐减轻。自主运动障碍比不自主运动障碍对生活质量的影响更大。

（4）认知障碍　表现为思维加工缓慢，执行功能下降，计算力、记忆力、定向力下降，视空间及记忆障碍等。患者常对自身的认知减退缺乏自知，随着疾病进展，可发展为痴呆。

（5）精神异常　多数患者在不自主运动出现数年后逐渐出现精神异常，少数患者出现精神症状先于舞蹈样运动。早期多表现为注意力低下、抑郁，还有情感淡漠、退缩、易激惹、欣快、幻觉和妄想等，有时有自杀企图或犯罪行为。

2. 辅助检查

（1）遗传学检测是确诊的重要手段，PCR 法检测 IT－15 基因中“CAG”重复拷贝数，正常人不超过38 个拷贝，患者在39 个以上，阳性率高，只需检测患者本人。可做到症状前诊断和产前诊断。预防本病遗传和新病例出生：对于基因诊断阳性者，应给予必要的遗传咨询并进行长期随访。

（2）脑电图可有弥漫性异常，无特异性。

（3）头 CT 和 MRI 检查在确诊病例常见大脑皮质萎缩、尾状核头部和壳核萎缩、脑室系统扩大，尾状核萎缩的程度与本病的严重程度相关。

（4）PET 表现为尾状核区葡萄糖代谢明显降低，尾状核区的代谢活性下降可出现在尾状核萎缩前。

3. 诊断要点

中年起病的进行性加重的舞蹈样动作、痴呆和精神症状，阳性家族史，辅以头 CT 或 MRI 的特征发现，排除其他以舞蹈样动作为特征的疾病，可以做出临床诊断，基因检测可确诊。

【治疗原则】

目前尚无特效治疗方法，通常在起病后 10～20 年死亡。应告知患者此病的遗传风险，存活后代应接受遗传咨询。

迄今为止，尚无任何治疗措施可延缓 HD 病程进展，HD 药物干预效果不明显。目前 HD 主要为经验性治疗，目的为控制症状、提高生活质量。根据病情变化，调整用药方案。

药物治疗主要是针对多巴胺活动过度、胆碱能活动受抑制以及脑内 γ – 氨基丁酸（GABA）减少等生化改变进行干预，同时进行对症支持治疗，缓解症状，减轻患者的痛苦。

（一）运动障碍的药物治疗

舞蹈样症状的治疗：首先评估症状是否严重影响生活，如干扰自主运动、造成跌倒或引起巨大的心理压力；如无上述影响，可暂不予治疗。如需治疗，则首选非药物干预，消除加重舞蹈样症状的诱因，如焦虑、抑郁等。如果症状较重，可采用多巴胺耗竭剂。常用为以下几类。

1. 针对多巴胺活动过度的药物

（1）多巴胺受体阻断剂　首选氟哌啶醇；由于该药可引起静坐不能、急性锥体外系反应以及迟发性运动障碍等副作用，所以宜从小剂量开始，缓慢加量，直到满意控制舞蹈样运动；开始时可给予 1mg，每日 2 次，逐渐加量至 6～10mg/d，分 3 次口服。其他药物：舒必利 50～100mg，每日 3 次；泰必利 100mg，每日 3 次；氯丙嗪 12.5～50mg，每日 2～3 次；奋乃静 2～4mg，每日 2～3 次。均应从小剂量开始，逐渐增量，一旦出现锥体外系副作用，可予盐酸苯海索 2mg，每日 2～3 次。目前多使用不良反应较少的第二代抗精神病药，如奥氮平、利培酮和喹硫平等。其中奥氮平除可减轻舞蹈样症状外，还可部分改善步态障碍、精神症状及睡眠障碍。

（2）耗竭神经末梢多巴胺的药物　如利血平 0.1～0.25mg，每日 3 次；丁苯那嗪开始剂量为 12.5mg，每日 1 次。每周加量 12.5mg，最大剂量不超过 100mg/d，分 3 次服用。

2. 增加 GABA 作用的药物

可用丙戊酸钠、异烟肼（INH），但疗效不肯定，已少用。

3. 增加乙酰胆碱（ACh）的药物

水杨酸毒扁豆碱能抑制胆碱酯酶的活性，阻止 ACh 降解。

（二）其他症状治疗

1. 焦虑、抑郁症状明显者

可首选 SSRIs 如氟西汀、帕罗西汀和舍曲林等。

2. 精神异常明显者

可用氯氮平、奥氮平、利培酮等治疗。

3. 躁动不安者

可用苯二氮䓬类药物如地西泮、氯硝西泮或硝西泮。

4. 肌强直明显者

可给予复方左旋多巴等抗帕金森病药物。

（三）心理治疗

应给予重视，加强护理以减少并发症。

第三节 肌张力障碍

肌张力障碍（dystonia）是一种运动障碍，其特征是不自主地持续性或间歇性肌肉收缩引起的异常运动和（或）姿势，常重复出现。肌张力障碍性运动一般为模式化的扭曲动作，可以合并或表现为震颤。肌张力障碍常因随意动作诱发或加重，伴有肌肉兴奋的溢出（泛化）。肌张力障碍是运动增多性疾病的常见类型，分类较为复杂，临床上根据发病年龄、症状分布、时间模式、伴随症状和病因进行分类：以发病年龄分类，分为婴幼儿期（出生至2岁）、儿童期（3~12岁）、青少年期（13~20岁）、成年早期（21~40岁）、成年晚期（>40岁）；以症状分布分类，分为局灶型、节段型、全身型、多灶型、偏身型；以伴随症状分类，分为单纯型、复合型、复杂型；以病因分类，分为神经系统病理性、遗传性、获得性和特发性。

【诊断标准】

（一）临床表现

肌张力障碍是一种具有特殊表现形式的不自主运动，常以其特殊的表情姿势和不自主的变换动作而引人注目。肌张力障碍所累及肌肉的范围和肌肉收缩强度变化很大，因而临床表现各异。肌张力障碍按症状分布，可累及局灶、节段、多灶、全身或偏身；累及不同部位时有相对常见的表现形式，如颅面部受累出现不自主挤眉弄眼、眼睑闭合、张口闭口、牵嘴歪舌与舌扭动等怪异表情；颈部受累表现为颈部不自主运动和异常姿势，如颈部扭转、前屈、后伸、倾斜甚至震颤；上肢肌肉受累常引起屈腕、伸指、手臂过度旋前动作；下肢及躯干肌肉受累可出现腿伸直，足内翻、跖屈，脊柱前凸、侧凸及骨盆倾斜等；而扭转痉挛则表现为全身性扭转性肌张力障碍，临床以四肢、躯干或全身剧烈而不随意的扭转动作和姿势异常为特征。

某些特征性表现有助于肌张力障碍与其他形式的运动障碍的鉴别，主要有以下几点：①肌张力障碍时不自主运动的速度可快可慢，可以不规则或有节律，但在收缩的顶峰状态有短时持续，呈现为一种奇异动作或特殊姿势。②不自主动作易累及头颈部肌肉（如眼轮匝肌、口轮匝肌、胸锁乳突肌、头颈夹肌等））、躯干肌、肢体的旋前肌、指腕屈肌、趾伸肌和跖屈肌等。③发作间歇时间不定，但异常运动的方向及模式几乎不变，受累的肌群较为恒定，肌力不受影响。④不自主动作在随意运动时加重，在休息睡眠时减轻或消失，可呈现进行性加重；晚期症状持续受累，肌群广泛，可呈固定扭曲痉挛畸形。⑤动作特异性：部分肌张力障碍动作仅在特定活动或执行特定任务时出现，例如某些职业（如书写痉挛、音乐家痉挛）或运动，以局灶型肌张力障碍多见。⑥缓解技巧/策略（感觉诡计，sensory tricks or gestes antagonistes）：部分随意动作可用于纠正异常姿势或缓解肌张力障碍性运动，通常为涉及或针对受累部位的简单运动，但非用力对抗肌张力障碍症状。⑦肌张力障碍症状常因精神紧张、生气、疲劳而加重。

（二）诊断要点

肌张力障碍的诊断可分为3步：首先是症状诊断，即明确是否为肌张力障碍，通过特征性不自主运动和异常姿势与其他不自主运动形式鉴别；其次判断肌张力障碍是否为获得性；最后明确肌张力障碍是遗传性或特发性。第一步明确该不自主运动形式为肌张力障碍后，以下临床线索往往提示为获得性肌张力障碍：①起病突然，病程早期进展迅速；②持续性偏身型肌张力障碍；③儿童期颅段起病；④成人起病的下肢或全身型肌张力障碍；⑤早期出现固定的姿势异常；⑥除肌张力障碍外存在其他神经系统体征；⑦早期出现语言功能障碍，如构音障碍、口吃；⑧混合性运动障碍伴神经系统异常，如痴呆、癫痫、视觉障碍、共济失调、肌无力、肌萎缩、反射消失、感觉缺失、自主神经功能障碍。进一步明确是遗传性还是特发性，肌张力障碍相关的基因众多，针对遗传性肌张力障碍基因检测的策略为：首先考虑主要症状特点，其次考虑起病年龄和遗传方式等因素，综合考虑筛选候选致病基因进行检测，并针对候选致病基因选取相应的检测技术，必要时可选择新一代高通量测序技术。

（三）鉴别诊断

症状鉴别：识别肌张力障碍首先可以从速度、节律、幅度等运动特征与其他不自主运动相区别。

1. 舞蹈症

肌张力障碍的受累肌群相对恒定，具有模式化和重复性，不同于舞蹈症以肢体远端为主，不规则、无节律、变化多端的动作。

2. 肌阵挛和抽动

肌张力障碍收缩的顶峰状态有短时持续，可呈现奇异表情或异常姿势，肌肉收缩的持续性不同于肌阵挛和抽动时单个、短暂的抽搐样动作；肌张力障碍的异常动作非感觉不适所驱动，不同于抽动的短暂抑制性。

3. 震颤

震颤通常是节律性，速度缓慢或适中，幅度小，有时与肌张力障碍性震颤难以鉴别，但后者具有方向性的特点，常与异常姿势同时存在。

4. 痉挛状态和肌强直

痉挛状态是上运动神经元损害的表现，牵张反射增强，伴有腱反射增高和病理反射，肌张力呈折刀样增高；肌强直是锥体外系受损的表现，多伴有运动迟缓和姿势步态异常，肌张力呈铅管样或齿轮样增高。而肌张力障碍是主动肌和拮抗肌收缩不协调，引起扭曲运动和异常姿势，并不一定伴有肌张力增高，与上述两者表现不同。

除了运动特征外，肌张力障碍的临床特征也有助于肌张力障碍性运动的判断。其中感觉诡计和动作特异性是肌张力障碍的特有表现，具有诊断意义；零点效应、镜像现象也可见于其他情况，但在肌张力障碍中常见，可以作为辅助诊断的依据。

其他鉴别诊断包括：①器质性假性肌张力障碍，眼睑痉挛应与眼部感染、干眼症和眼睑下垂鉴别；口－下颌肌张力障碍应与牙关紧闭或颞下颌关节病变鉴别；颈部肌张力障碍应与颈椎骨关节畸形，外伤、疼痛、感染或眩晕所致强迫头位，先天性肌性斜颈或第Ⅳ对脑神经麻痹形成的代偿性姿势等鉴别；手部肌张力障碍应与掌腱膜挛缩、扳机指（弹响指）、低钙血症等鉴别。其他需鉴别的还有脊柱侧弯、僵人综合征、后颅窝肿瘤、脊髓空洞症、裂孔疝－斜颈综合征（Sandifer 综合征）、Satoyoshi 综合征、神经肌肉病等所表现的不正常姿势或动作。②心因性肌张力障碍，诊断线索包括常与感觉不适同时出现、缺乏感觉诡计和动作特异性、假性无力、假性感觉症状、多重的躯体症状、自我伤害、古怪的运动或假性发作、明显的精神疾病、无人观察时好转、暗示下急性加重、应用心理治疗、强烈暗示、安慰剂或物理治疗可好转甚至痊愈。

【治疗原则】

目前对于大多数肌张力障碍，尚无有效的病因治疗方法，主要采用对症治疗。临床治疗的目标包括减少不自主运动、纠正异常姿势、减轻疼痛、改善功能和提高生活质量。原则上应根据肌张力障碍患者的具体情况，权衡利弊，选择支持治疗、物理康复治疗、口服药物治疗、肉毒素注射治疗和手术治疗等综合措施，实现个体功能和生活质量的最大改善。

对继发性肌张力障碍患者首先要进行病因治疗。对症治疗方面，对局灶型或节段型肌张力障碍可首选口服药物或局部注射 A 型肉毒素，对全身型肌张力障碍宜采用口服药物加选择性局部注射 A 型肉毒素。口服药物或注射 A 型肉毒素无效的严重病例可考虑神经外科治疗。所有患者均应进行相应的支持治疗。

1. 支持治疗和物理康复治疗

首先要进行心理治疗，充分与患者及家属沟通，介绍疾病的性质，建立对疗效的合理预期。加强心理疏导，避免焦虑、紧张、情绪波动。配合理疗、按摩、感觉运动再训练等辅助治疗方法。也可结合太极、气功、瑜伽等。经颅重复磁刺激（rTMS）也对肌张力障碍有效。

2. 病因治疗

对继发性肌张力障碍应明确病因，并进行长期、根本的治疗。如 Wilson 病相关的肌张力障碍可行驱铜治疗；多巴反应性肌张力障碍可用左旋多巴替代治疗；药物引起的肌张力障碍主要使用抗胆碱能制剂；裂孔疝－斜颈综合征在病因治疗后异常运动可完全消失。

3. 药物治疗

对肌张力障碍予以药物治疗，可部分改善异常运动。

（1）抗胆碱能药物　盐酸苯海索（安坦）1~2mg，每日 3 次，逐渐增至可耐受的剂量而达到控制症状。

（2）苯二氮䓬类药物　氯硝西泮，通常起始剂量 0.5mg qn，缓慢增加剂量至起效或出现副作用，最高可达 8mg/d。地西泮或硝西泮也可尝试。

（3）多巴胺受体阻断剂和多巴胺耗竭剂　氟哌啶醇首服 0.5mg，每日 1 次；后逐渐加量至 1~2mg，每日 3 次；氯丙嗪 12.5~50mg，每日 3 次；泰必利 100~150mg，每日 3 次或舒必利 0.1~0.2g，每日 3 次。多巴胺耗竭剂丁苯那嗪目前国内未上市。

（4）左旋多巴　小剂量左旋多巴（如 50mg bid）即可能对多巴反应性肌张力障碍有戏剧性效果。也可考虑多巴胺受体激动剂。

（5）巴氯芬　5mg 起始，每日 3 次，缓慢增加剂量，部分患者症状改善。

（6）抗癫痫药　卡马西平、苯妥英钠，主要对发作性肌张力诱发性肌张力障碍有效。剂量较用于抗癫痫治疗时小，如卡马西平 100mg，每日 2 次。

4. A 型肉毒素

局部注射 A 型肉毒素（botulinum toxin A）对治疗局灶型和节段型肌张力障碍疗效较佳，也可用于全身型肌张力障碍的局部治疗。注射部位选择痉挛最严重的肌肉或肌电图显示明显异常放电的责任肌群，如痉挛性斜颈可选择胸锁乳突肌、头颈夹肌、斜方肌等做多点注射；眼睑痉挛和口－下颌肌张力障碍分别选择眼轮匝肌周围皮下和口轮匝肌多点注射；书写痉挛注射受累的屈肌或伸肌会有改善。肉毒素注射后一般 3~14 天起效，疗效可维持 3~6 个月，重复注射有效。治疗剂量应个体化。

5. 神经外科治疗

脑深部电刺激（DBS）对原发性肌张力障碍疗效显著，对药物引起的迟发性肌张力障碍疗效也得以肯定；按照新的肌张力障碍分类，遗传性或特发性单纯型肌张力障碍是 DBS 的最佳适应证。丘脑或苍白球立体定向射频毁损术曾用于难治性肌张力障碍的手术治疗，但因为不良反应风险较高，目前已逐渐被脑深部电刺激所取代。对严重痉挛性斜颈患者可行选择性神经切断术，如副神经和上颈段神经根切断术，部分病例症状可缓解，但可复发。选择性痉挛肌肉切除术因副作用较大，目前已经很少使用。

第四节　肝豆状核变性

肝豆状核变性又称 Wilson 病（WD），是以铜代谢障碍为特征的常染色体隐性遗传病。致病基因 ATP7B 位于染色体 13q14.3，编码一种 P 型铜转运 ATP 酶。ATP7B 基因突变导致 ATP 酶功能减弱或丧失，导致血清铜蓝蛋白合成不足以及胆道排铜障碍，血清自由态铜增高，并在肝、脑、肾、角膜等器官沉积，引起进行性加重的肝硬化、锥体外系症状、精神症状、肾损害及角膜 K－F 环等。本病好发于青少年，在中国较多见。世界范围内发病率 1/（30000~100000），致病基因携带者为 1/90。

【诊断标准】

（一）临床表现

本病通常发生于儿童期或青少年期，以肝脏症状起病者平均年龄为 11 岁，以神经系统症状起病者平均年龄为 19 岁，少数可迟至成年。

1. 肝脏症状

以肝病作为首发症状者占40%～50%，儿童患者约80%发生肝脏症状。肝脏受累程度和临床表现存在较大差异，部分患者表现为肝炎症状，如倦怠、乏力、食欲不振、肝区疼痛或无症状的氨基转移酶持续增高；大多数患者表现为进行性肝肿大，继而进展为肝硬化、脾肿大、脾功能亢进，出现黄疸、腹水、食管静脉曲张及上消化道出血等；一些患儿表现为暴发性肝衰竭伴有肝铜释放入血而继发的Coomb阴性溶血性贫血。也有不少患者并无肝肿大，甚至呈现肝缩小。

2. 神经系统症状

以神经系统症状为首发的患者占40%～59%，其平均发病年龄比以肝脏症状首发者晚10年左右。铜在脑内的沉积部位主要是基底节区，故神经系统症状的突出表现为锥体外系症状。

（1）最常见的症状是以单侧肢体为主的震颤，逐渐进展至四肢，震颤可为意向性、姿势性或几种形式的混合，震颤可细小或较粗大，也有不少患者出现扑翼样震颤。

（2）肌张力障碍常见，累及咽喉部肌肉可导致言语不清、语音低沉、吞咽困难和流涎；累及面部、颈背部和四肢肌肉引起面具脸、怪异表情、动作缓慢僵硬、起步困难、肢体强直，甚至引起肢体或（和）躯干变形。

（3）部分患者出现舞蹈样动作或指划动作。WD患者的少见症状是周围神经损害、括约肌功能障碍、感觉异常。

3. 精神症状

精神症状的发生率为10%～51%。最常见为注意力分散、智力减退，导致学习成绩下降、失学。其他表现：情感障碍，如暴躁、欣快、兴奋、淡漠、抑郁等；行为异常，如生活懒散、动作幼稚、偏执等，少数患者甚至自杀；也有幻觉、妄想等。极易被误诊为精神分裂症、躁狂抑郁症等精神疾病。

4. 眼部症状

具有诊断价值的是铜沉积于角膜后弹力层而形成的Kayser - Fleischer（K - F）环，呈黄棕色或黄绿色，以角膜上、下缘最为明显，宽1.3mm左右，严重时呈完整的环形。应行裂隙灯检查予以确诊和早期发现。7岁以下患儿此环少见。

5. 肾脏症状

铜离子在近端肾小管及肾小球沉积，造成肾小管重吸收障碍，出现蛋白尿、肾性糖尿、氨基酸尿、磷酸盐尿、尿酸尿、高钙尿等。部分患者还会发生肾钙质沉积症和肾小管性酸中毒伴发肾衰竭。并可产生骨质疏松、骨及软骨变性等。

6. 血液系统症状

主要表现为急性溶血性贫血，大量铜离子从破坏的肝细胞中释放入血液，多见于青少年，大多数较严重，可以致命。部分患者的脾功能亢进导致血小板、粒细胞、红细胞减少，以鼻出血、齿龈出血、皮下出血为临床表现。

7. 其他

大部分患者有皮肤色素沉着、皮肤黝黑，以面部和四肢伸侧较为明显；鱼鳞癣、指甲变形；内分泌紊乱如葡萄糖耐量异常、甲状腺功能减退、月经异常、流产等。少数患者可发生急性心律失常。

（二）辅助检查

1. 血清铜蓝蛋白（ceruloplasmin，CP）及血清铜氧化酶活性测定

对本病的诊断有重要意义。CP 降低是诊断 WD 的重要依据之一。成人的血清 CP 正常值为 200～500mg/L；新生儿的血清 CP 为成人的 1/5，此后逐年增长，至 3～6 岁时达到成人水平。96%～98% 的 WD 患者 CP 降低，其中 90% 以上显著降低（80mg/L 以下），CP < 80mg/L 是诊断 WD 的强烈证据。杂合子的 CP 值多在 100～230mg/L 之间。但 CP 正常不能排除该病的诊断。

2. 微量铜测定

（1）尿铜　尿铜增高也是诊断 WD 的重要依据之一。正常人每日尿铜排泄量为 < 100μg/24h。未经治疗的 WD 患者尿铜量 ≥ 100μg/24h，甚至达正常人的数倍至数十倍；少数患者也可正常。

（2）肝铜量　肝铜量测定是诊断 WD 的金标准，但肝穿刺为创伤性检查，目前尚不能作为常规的检测手段。正常铜含量 < 45～50μg/g 干重，WD 患者多 > 250μg/g 干重，杂合子及肝病患者肝铜含量虽可增高，但不超过 250μg/g 干重。穿刺肝组织若为新生肝硬化结节，则可出现假阴性。

（3）血清铜　90% 的 WD 患者血清铜降低，低于 9.4μmol/L（60μg/dl）有诊断价值。须注意，肾病综合征、严重营养不良和失蛋白性肠病也出现血清铜降低。

3. 影像学检查

颅脑 CT 双侧豆状核对称性密度减低，具有诊断价值。常见侧脑室、第三脑室轻度扩大，大脑和小脑脑沟变宽。MRI 多于基底节（壳核、苍白球、尾状核）、丘脑、脑干（脑桥、中脑）等处出现长 T_1、长 T_2 异常信号，以豆状核对称性异常信号最为常见；小脑齿状核及大脑皮层也可能累及。约 34% 伴有轻至中度脑萎缩，以神经症状为主的患者 CT 及 MRI 的异常率显著高于以肝脏症状为主的 WD 患者。影像学检查虽无定性价值，但有定位及排除诊断的价值。

4. 基因诊断

我国 WD 患者 ATP7B 基因有三个突变热点，即 R778L、P992L 和 T935M，占所有突变的 65%，根据这三个热点可建立 PCR - 限制性酶切分析和等位基因特异性 PCR 等简便快速的基因诊断方法。但随着各种新的突变类型的发现以及基因检测技术的进步，对 ATP7B 基因进行第二代测序可以增加诊断的阳性率，避免漏诊。

（三）诊断要点

1. 肝病史或肝病征和（或）锥体外系表现。

2. 铜生化异常 主要是 CP 显著降低（＜200mg/L）、肝铜量增高（＞250μg/g 干重）、血清铜降低、24 小时尿铜增高（≥100μg/24h）。

3. 角膜 K－F 环阳性。

4. 阳性家族史。

符合 1、2、3 或 1、2、4 可确诊 WD；符合 1、3、4 而 CP 正常或略低者为很可能 WD（此种情况少见）；符合 2、3、4 为很可能症状前 WD；符合 4 条中的 2 条则为可能的 WD。

2012 年欧洲肝病学会指南提出将评分系统应用于肝豆状核变性的诊断，该评分系统纳入角膜 K－F 环、神经系统症状、铜蓝蛋白水平、Coombs 阴性溶血性贫血、肝铜、尿铜、基因突变分析 7 项指标，但临床上通过肝活检获得肝铜水平并非常规检查，故该诊断评分的可操作性有待商榷。将基因检测纳入诊断系统在现有技术下已切实可行，并有助于发现症状前病例和携带者。

（四）鉴别诊断

本病鉴别应从肝脏及神经系统两方面考虑。

Menkes 病及慢性肝病由于蛋白严重缺乏，导致血清 CP 下降，胆汁性肝硬化也可出现 K－F 环，需注意鉴别。

WD 可出现帕金森病的某些体征，可根据角膜 K－F 环、严重共济失调性震颤、血清 CP 降低等与帕金森病鉴别。

肝脏症状为主者还需与急性或慢性肝炎、肝硬化、肝肾综合征等鉴别；神经系统症状为主者需与小舞蹈病、亨廷顿舞蹈病、各种类型的肌张力障碍、阿尔茨海默病等鉴别。

【治疗原则】

（一）治疗目的

1. 排除积聚在体内组织过多的铜。

2. 减少铜的吸收，防止铜在体内再次积聚。

3. 对症治疗，减轻症状。

（二）治疗原则

1. 早期治疗，越早治疗越能减轻或延缓病情发展，尤其是症状前患者。

2. 终生治疗。

3. 选择适当的治疗方案

4. 定期随访：药物治疗的监测——治疗前 3 个月，每月检查血常规、肝肾功能、24 小时尿铜等；病情稳定以后每 3 个月复查一次。肝脾 B 超每 3~6 个月检查一次，同时必须密切观察药物不良反应。

（三）药物治疗

包括两大类药物。一是络合剂，能强力促进体内铜离子排出，如青霉胺、二巯丙磺酸钠、二巯丁二酸钠等；另一类可以阻止肠道对外源性铜的吸收，如锌剂、四巯钼酸盐等。

1. 右旋青霉胺（D – penicillamine，PCA）

是首选的排铜药物，可络合血液及组织中过量游离铜并使其从尿中排出，在肝中与铜形成无毒复合物，消除游离铜毒性，诱导肝细胞合成有去铜作用的金属铜硫蛋白。通常起始剂量 250 ~ 500mg，空腹或餐后 2 小时以上服用；每 4 ~ 7 天增加 250mg 直至 750 ~ 1500mg/d。其疗效和不良反应有很大差异，故要求个体化给药，根据患者年龄、疾病临床表现、病程及用药后尿排铜量等确定服用剂量及服用持续时间。

10% ~ 30% 的患者发生不良反应。青霉胺的不良反应较多，如发热、皮疹、胃肠道症状、多发性肌炎、肾病、粒细胞减少、血小板降低、维生素 B_6 缺乏、自身免疫性疾病（类风湿关节炎和重症肌无力等）。补充维生素 B_6 对预防一些不良反应有益。以神经症状为主的患者服用青霉胺后 1 ~ 3 个月内病情可能恶化，10% ~ 50% 的患者症状会加重。

2. 其他络合剂

（1）曲恩汀或三乙基四胺双盐酸盐　本药排铜效果不如青霉胺，但不良反应小于青霉胺。250mg，每日 4 次，于餐前 1 小时或餐后 2 小时服用。本药最适合用于不能使用青霉胺的 WD 患者。但国内暂无供应。

（2）二巯丙磺酸钠（DMPS）　是我国特有的强排铜药。5mg/kg 溶于 5% 葡萄糖溶液 500ml 缓慢静滴，每日 1 次，6 日为一疗程。2 个疗程之间休息 1 ~ 2 天，连续注射 6 ~ 10 个疗程。不良反应主要是食欲减退及轻度恶心、呕吐。适用于有肝损害和精神症状的 WD 患者。

（3）其他　如二巯丁二酸钠（Na – DMS）等重金属离子螯合剂。

3. 阻止肠道对铜吸收和促进排铜的药物

锌制剂的排铜效果低于青霉胺，起效时间亦慢于后者，但不良反应小，是用于 WD 维持治疗和症状前患者治疗的首选药物；也可作为其他排铜药物的辅助治疗。常用的锌剂有醋酸锌、硫酸锌、葡萄糖酸锌。推荐剂量要求按锌元素计算为 150mg/d，3 次／日。如同期服用青霉胺，锌剂应避免与青霉胺同时服用以避免相互拮抗。副作用有胃肠道刺激，口唇及四肢麻木、烧灼感。

4. 对症治疗药物

神经系统症状（特别是锥体外系症状）可用盐酸苯海索和金刚烷胺，症状明显者可用复方左旋多巴。

精神症状可用抗精神病药，抑郁症状可用抗抑郁药。

（四）手术治疗

脾肿大合并脾功能亢进者，特别是引起血液三系细胞都降低者应行脾切除手术。

对晚期肝衰竭患者，肝移植是唯一有效的治疗手段。

（五）低铜饮食治疗

应终生避免摄入高铜食物，如贝类、虾蟹、动物内脏和血制品、豆类、玉米、香菇、坚果类、巧克力、咖啡等，勿用铜制炊具；可给予高氨基酸或高蛋白质饮食。

第七章 癫痫

第一节 全面强直-阵挛发作

全面强直-阵挛发作（generalized tonic-clonic seizure，GTCS），过去也称大发作（grand mal），是临床最常见的全面性癫痫发作之一，可见于任何类型的癫痫和癫痫综合征中。是以全身肌肉强直-阵挛为主要表现，伴意识丧失及自主神经功能紊乱的一种癫痫发作，发作大致可分为强直期、阵挛期、发作后抑制期三个时相。发作过程一般持续1~3分钟。

【诊断标准】

（一）发作表现

1. 强直期

发作时突然意识丧失，瞳孔散大，全身肌肉持续强烈收缩，头向后仰，双眼上翻，牙关紧闭，四肢强直性伸展或双上肢屈曲而下肢伸展。呼吸肌最初的强烈收缩使患者发出特殊的喊声，继而呼吸停止，出现发绀。

2. 阵挛期

强直期持续数秒至数十秒后逐渐演变为阵挛期，全身肌肉有节律的收缩和放松，在阵挛期收缩时患者可出现舌咬伤。阵挛的频率逐渐变慢，肌肉放松期逐渐延长，最终发作结束。发作时多伴有心率增快，血压升高，出汗，支气管分泌物增多等自主神经症状。

3. 发作后抑制期

发作结束后患者可再次出现短暂的全身肌张力增高，为发作后皮层广泛抑制引起的一过性去皮层强直。可出现短暂的发作后意识模糊，伴有某些自动症表现。尿失禁多发生在发作结束时，由括约肌松弛所致。随后患者进入深度睡眠状态，呼吸深大。醒后常感头痛及全身肌肉酸痛，对发作过程不能回忆。

（二）脑电图特征

单纯强直-阵挛发作患者的脑电图背景活动往往正常或轻度异常。发作间期可记录到少量散发棘波或3~5Hz棘慢复合波，广泛分布。

发作时的强直期以突然而广泛的低电压去同步化开始，持续1~3秒，而后出现广泛的10~20Hz低波幅快波节律，并形成募集反应，波幅逐渐增高，波率逐渐减慢。由于全身肌肉持续强烈收缩，脑电活动中常夹杂大量肌电伪差，有时完全掩盖脑电活动。

阵挛期棘波频率进一步减慢，并有不规则的慢波插入，逐渐转为棘波或多棘波与慢波交替出现。棘波或多棘波对应于收缩相，慢波对应于松弛相，随着发作的进展，上述交替的波形变得比较有规律并逐渐减慢，当周期性交替的电活动减慢至 0.5~1Hz 或更慢时，阵挛期突然结束，进入发作后期。

发作后期可出现数秒的低电压或等电位图形，随后出现弥漫性 0.5~1Hz 的低波幅不规则慢波，波幅逐渐增高，频率逐渐变快，持续超过 10 秒至数分钟，逐渐出现睡眠纺锤波，患者进入深睡眠状态。

【治疗原则】

出现第二次发作以后或癫痫诊断明确以后开始服用抗癫痫药物。首选药物为丙戊酸，可选药物包括卡马西平、苯妥英钠、托吡酯、拉莫三嗪、奥卡西平等。从小剂量开始，逐渐增量，达到既能有效控制发作，又没有明显副作用为止。单一药物治疗是应遵守的基本原则，如治疗无效，可换用另一种单药。对部分单药无效的患者可考虑联合用药。如出现严重的皮疹或肝肾功能、血液系统损伤，则需停药，更换其他药物进行治疗。发作完全控制 2~5 年后，可考虑停药。停药前应有一个缓慢减量的过程，不少于 1~1.5 年。

第二节　典型失神发作

典型失神发作（typical absence seizures），过去也称小发作（petit mal），主要见于儿童失神癫痫。

【诊断标准】

1. 发作表现

失神是一种非惊厥性的癫痫发作，发作均出现在觉醒状态。临床表现为突然的意识障碍，正在进行的自主性活动及语言停止，双眼茫然凝视，表情呆滞，对外界刺激无反应，一般不跌倒。发作持续数秒至数十秒后突然恢复，继续发作前正在进行的动作。无发作后意识障碍。患者往往意识不到曾经历过发作，或仅感觉脑海中有一阵"空白"。过度换气对诱发失神发作非常敏感。

2. 脑电图特征

特征性的发作期脑电图表现是典型失神发作诊断必不可少的条件，表现为暴发性双侧对称同步 3Hz 棘慢复合波节律。暴发起止突然，持续数秒至数十秒不等，容易被过度换气诱发。

【治疗原则】

出现第二次发作以后或癫痫诊断明确以后开始服用抗癫痫药物。首选药物为丙戊酸或乙琥胺，可选药物包括拉莫三嗪、氯硝西泮等。从小剂量开始，逐渐增量，达到既能有效控制发作，又没有明显副作用为止。单一药物治疗是应遵守的基本原则，如治疗无效，可换用另一种单药。对部分单药无效的患者可考虑联合用药。如出现严重的皮疹或肝肾功能、血液系统损伤，则需停药，更换其他药物进行治疗。发作完全控制半年后，可考虑停药。停药前应有一个缓慢减量的过程，不少于半年。

第三节　单纯部分性发作

单纯部分性发作（simple partial seizures）是指无意识改变的部分性癫痫发作，发作时意识始终存在，发作后能复述发作的生动细节是单纯部分性发作的主要特征。根据放电起源和累及部位的不同，可表现为感觉性、运动性、自主神经性、精神症状性发作等。

【诊断标准】

（一）**发作表现**

1. 局灶运动性发作

（1）表现为身体某一局部发生不自主抽动，多见于一侧眼睑、口角、手或足趾，也可累及一侧面部或肢体。严重时发作后可留下短暂性肢体瘫痪，称为 Todd 麻痹。

（2）异常运动从局部开始，沿皮层功能区扩散，如从手指—腕部—前臂—肘—肩—口角—面部逐渐发展，称为贾克森发作（Jackson seizures）。

（3）旋转性发作：表现为双眼突然向一侧偏斜，继之头部不自主同向转动，伴有身体的扭转，部分患者过度的旋转可引起跌倒，出现继发性全面性发作。

（4）姿势性发作：发作性一侧上肢外展、肘部屈曲，头向同侧扭转，眼睛注视着同侧。

（5）语言性发作：不自主重复发作前的单音或单词，偶可有语言抑制。

2. 局灶感觉性发作

分为基本感觉症状和体验性感觉症状两类。

（1）基本感觉症状　起源于躯体感觉、视觉、听觉、嗅觉、味觉、内脏感觉等初级感觉皮质，引起一种单调的、没有内容的或不成形的感觉症状。表现为一侧面部、肢体或躯干的麻木、针刺感；眩晕性发作表现为坠落感、飘动感或水平/垂直运动感；特殊感觉性发作则出现味、嗅、听、视幻觉。

（2）体验性感觉症状　多起源于边缘系统或颞 – 顶 – 枕交界区的联合皮层。主要表现为高级皮层功能障碍，包括记忆障碍，如陌生感、似曾相识感等；知觉障碍，如梦样状态、时间或空间感觉异常、一侧忽视等；情感障碍，如恐惧、生气、抑郁、躁怒、欣快等；以及人格解体感等幻觉或错觉。

3. 自主神经性发作

表现为上腹不适、恶心、呕吐、面色苍白、出汗、竖毛、瞳孔散大等。

（二）**脑电图特征**

单纯部分性发作时脑电图特征为局灶开始的痫样放电，发作间期可见局灶散发的棘/尖波、棘/尖慢复合波或慢波。

【治疗原则】

出现第二次发作以后或癫痫诊断明确以后开始服用抗癫痫药物。首选药物为卡马西平，可选药物包括苯妥英钠、苯巴比妥、丙戊酸、托吡酯、左乙拉西坦、奥卡西平、拉莫三嗪等。从小剂量开始，逐渐增量，达到既能有效控制发作，又没有明显副作用为止。单一药物治疗是应遵守的基本原则，如治疗无效，可换用另一种单药。对部分单药无效的患者可考虑联合用药。如出现严重的皮疹或肝肾功能、血液系统损伤，则需停药，更换其他药物进行治疗。发作完全控制 4～5 年后，可考虑停药。停药前应有一个缓慢减量的过程，不少于 1～1.5 年。药物难治性癫痫可考虑外科手术治疗。

第四节　复杂部分性发作

复杂部分性发作（complex partial seizures）又称精神运动性发作，是指伴有不同程度意识障碍的部分性癫痫发作，发作时患者对外界刺激没有反应，发作后完全不能或部分不能回忆发作的细节。

【诊断标准】

1. 发作表现

由于发放起源的不同，扩散的途径和速度不一，临床表现有较大差异。从临床过程分析，常见的复杂部分性发作包括以下一些类型。

（1）仅表现为意识障碍的复杂部分发作，需与失神发作鉴别。

（2）表现为意识障碍和自动症，自动症（automatism）是指癫痫发作中或发作后在意识障碍状态下的一种无目的性不自主活动，是在高级皮层功能障碍时的某种释放行为，如反复咂嘴、撅嘴、咀嚼、舔舌、磨牙或吞咽（口消化道自动症）或反复搓手、抚面，不断地穿衣、脱衣、解衣扣、摸索衣裳（手足自动症），也可表现为游走、奔跑，无目的开门与关门、乘车、上船；还可出现自言自语、叫喊、唱歌（语言性自动症）或机械重复原来的动作。

（3）单纯部分性发作演变为复杂部分性发作。

2. 脑电图特征

复杂部分性发作时脑电图特征为局灶开始的痫样放电，发作间期可见局灶散发的棘/尖波、棘/尖慢复合波或慢波。

【治疗原则】

出现第二次发作以后或癫痫诊断明确以后开始服用抗癫痫药物。首选药物为卡马西平，可选药物包括苯妥英钠、苯巴比妥、丙戊酸、托吡酯、左乙拉西坦、奥卡西平、拉莫三嗪等。从小剂量开始，逐渐增量，达到既能有效控制发作，又没有明显副作用为止。单一药物治疗是应遵守的基本原则，如治疗无效，可换用另一种单药。对部分单药无效的患者可考虑联合用药。如出现严重的皮疹或肝肾功能、血液系统损伤，则需停药，更换其他药物进行治疗。发作完全控制 4～5 年后，可考虑停药。停药前应有一个缓慢减量的过程，不少于 1～1.5 年。药物难治性癫痫可考虑外科手术治疗。

第八章　神经系统变性疾病

第一节　阿尔茨海默病

阿尔茨海默病（Alzheimer disease，AD）是以退行性认知功能障碍和日常生活能力下降为特征的神经系统变性疾病。AD 是老年期痴呆的最常见类型，约占总数的 50% 以上。β 淀粉样蛋白（β-amyloid，Aβ）过度沉积导致老年炎性斑形成，tau 蛋白过度磷酸化导致神经原纤维缠结，以及伴有大量神经元丧失是 AD 的主要特征性组织病理改变。

AD 分为家族性 AD（familial Alzheimer disease，FAD）和散发性 AD（sporadic Alzheimer disease，SAD）。FAD 呈常染色体显性遗传，多发生于 65 岁以前，淀粉样前体蛋白（amyloid precursor protein，APP）基因、早老素 1（presenilin 1，PS 1）基因及早老素 2（presenilin 2，PS 2）基因突变为其病因。AD 大多数为 SAD，载脂蛋白 E（apolipoprotein E，APOE）基因与其密切相关，神经递质紊乱、炎性介质损害及氧化应激等也可能参与了其发病过程。但 AD 确切的病因及发病机制仍在不断探索中。

【诊断标准】

至今，AD 的诊断标准已出台若干种。临床诊断主要依据患者的临床症状、神经心理学检查和辅助检查进行综合诊断，同时务必要与其他类型痴呆相鉴别；而 AD 的最终确诊仍然有赖于病理学结果。

目前，以下两种诊断标准应用较为广泛，分别来自《美国精神障碍诊断统计手册》（第四版）（DSM-Ⅳ）与 1984 年美国国立神经病语言障碍卒中研究所和阿尔茨海默病及相关疾病学会（NINCDS-ADRDA），现分别介绍如下。

（一）DSM-Ⅳ中 AD 的诊断标准

1. 进行性多个认知域功能下降，包括以下两项：

（1）记忆障碍，包括学习新知识、回忆旧知识的能力下降。

（2）至少以下一种认知功能下降，如失语、失用、失认、执行功能（计划、组织、排序、抽象思维概括）障碍。

2. 以上认知功能下降导致患者社会活动和工作能力明显减退，不能胜任以往工作。

3. 上述症状逐渐起病，缓慢持续进展。

4. 认知功能下降，并非由于下列原因导致：

（1）中枢神经系统疾病（脑血管病、帕金森病、亨廷顿病、慢性硬膜下血肿、正常颅压性脑积水、脑肿瘤等）。

（2）系统性疾病（甲状腺功能减退症、维生素 B_{12} 缺乏、叶酸缺乏、烟酸缺乏、高钾血症、神经梅毒和 HIV 感染等）。

（3）药物或物质滥用所致痴呆。

5. 上述缺陷并非由于谵妄所致。

6. 不能由其他精神疾病解释（如抑郁症、精神分裂症等）。

（二）1984 年 NINCDS – ADRDA 中很可能 AD 的标准

1. 诊断标准

（1）痴呆　临床检查和认知量表测查确定符合痴呆综合征。

（2）两个或两个以上认知域功能障碍，且进行性恶化。

（3）无意识障碍。

（4）40～90 岁起病，多于 65 岁以后起病。

（5）排除其他引起进行性记忆等认知功能损害的系统性疾病和脑部疾病。

2. 支持证据

（1）特殊认知功能进行性损害，如言语（失语症）、运动技能（失用症）、知觉（失认症）等。

（2）日常生活能力下降，伴有行为方式的改变。

（3）家族中有类似家族史，特别是有神经病理学证据者。

（4）实验室检查腰穿压力正常；脑电图正常或非特异性改变如慢波增加；CT 或 MRI 证实有脑萎缩，且随诊检查有进行性加重。

3. 不支持证据

（1）突然起病或卒中样发作。

（2）早期有局灶性神经系统体征，如偏瘫、感觉丧失、视野缺损、共济失调。

（3）起病时或疾病早期有癫痫发作或步态异常。

在 NINCDS – ADRDA 的 AD 标准被广泛应用长达 27 年之后，美国国立老年化研究所和阿尔茨海默病协会在 2011 年提出对 AD 临床和科研诊断的修正推荐意见。

越来越多的研究显示，AD 的发生与发展是一个连续的过程，经历了临床前期、轻度认知功能障碍期（mild cognitive impairment，MCI）、痴呆期。2011 年修正意见针对每个阶段分别提出了一套诊断标准，且把生物标志物融入其中，这是相较于新标准与 1984 年版本的两大区别。AD 和 AD 型 MCI 的核心临床诊断标准旨在临床背景下指导诊断，而 AD 临床前期的诊断标准主要用于科研，目前暂无临床意义。无论哪一个标准，鉴于目前生物标志物应用上的限制，仍需大量研究和临床工作来不断完善和证明其有效性与实用性。

【治疗原则】

尽管关于 AD 的病因及发病机制存在很多假说，至今临床上仍没有非常有效的药物能够通过遏制 AD 的病理改变从而达到治疗目的。所以，目前 AD 的治疗目的主要是延缓病情进展，改善临床症状。

AD 的主要病理特点是 Aβ 在细胞外沉积，从而对细胞造成毒性，导致患者脑功能障碍。因此，减少 Aβ 的沉积/生成或者促进其清除已成为 AD 治疗的重要策略之一，如 γ 分泌酶、β 分泌酶抑制剂或 Aβ 清除剂。AD 的另一个主要病理特点是 tau 蛋白过度磷酸化，过度磷酸化的 tau 蛋白易于与微管解离，使微管稳定性降低。所以，与 tau 蛋白磷酸化相关的激酶抑制剂、磷酸化 tau 蛋白清除剂和微管稳定剂也可能是今后治疗 AD 的着眼点。此外，AD 的病理特点还包括大脑皮层和海马等处胆碱能神经元功能下降，谷氨酸能神经元兴奋性增加，这两者是目前临床正在使用的两类药物作用靶点。

（一）改善认知功能

1. 乙酰胆碱酯酶（acetylcholinesterase，AChE）抑制剂

AD 的临床表现与中枢神经系统乙酰胆碱能神经元的功能下降有关，在大脑皮层和海马等处均发现有胆碱乙酰转移酶活性下降及乙酰胆碱浓度降低。乙酰胆碱水平下降造成记忆等认知功能下降。AChE 能够降解乙酰胆碱，所以 AChE 抑制剂可通过抑制乙酰胆碱的降解，提高体内乙酰胆碱水平，从而达到改善患者记忆等认知功能的目的。

多奈哌齐（donepezil）、利斯的明（rivastigmine）、加兰他敏、石杉碱甲（huperzine A）等是目前应用最为广泛的治疗轻至中度 AD 的药物。多奈哌齐还可用于重度患者。

2. N－甲基－D－天冬氨酸（N－methyl－D－aspartate，NMDA）受体拮抗剂

NMDA 受体激活后引起的兴奋性谷氨酸毒性是 AD 的重要发病机制之一。美金刚是 NMDA 受体的非竞争性拮抗剂，具有调节谷氨酸活性的作用，可抑制 NMDA 受体介导的兴奋性谷氨酸毒性，从而达到延缓 AD 进展的目的。美金刚可用于治疗中至重度 AD 患者。

3. 其他药物

脑代谢赋活剂，如吡拉西坦、茴拉西坦和奥拉西坦；脑微循环改善药物，如麦角生物碱类制剂；钙通道阻滞剂，如尼莫地平等；抗氧化剂，如维生素 E 等。

4. 联合应用

单纯使用一种药物对某些患者的治疗作用有限，这时可考虑不同种类药物联合应用。有报道美金刚对既往曾服用过胆碱酯酶抑制剂的患者疗效显著，且能降低胆碱酯酶抑制剂的不良反应，所以通常联合应用这两种药物。

（二）控制精神行为症状

AD 患者在疾病发展过程中可能出现一些精神症状，如幻觉、妄想、抑郁、睡眠紊乱等，这时可给予相应对症药物。用药原则：低剂量起始，缓慢增量，增量间隔时间稍长，尽量使用最小有效剂量，短疗程，治疗个体化，注意药物间的相互作用。

1. 抗精神病药物

常用不典型抗精神病药物，如利培酮、奥氮平、喹硫平等。

2. 抗抑郁药物

常用选择性 5－羟色胺再摄取抑制剂（SSRIs），如氟西汀、帕罗西汀、西酞普兰、舍曲林等。

3. 改善睡眠药物

常选用不良反应小、略有催眠作用及肌松作用的弱镇静剂。

（三）对症支持治疗

重度 AD 患者自身生活能力严重减退，常导致营养不良、肺部感染、泌尿系感染、压疮等并发症，应加强对症支持处理。

（四）心理－社会治疗

鼓励患者尽可能地参与各种社会活动，处理自己的日常生活；提供职业训练、音乐治疗和群体治疗等；加强护理和防范措施，如调整环境，防止摔伤、自伤、外出不归等意外。

第二节　额颞叶痴呆

额颞叶变性（frontotemporal lobar degeneration，FTLD）是一组累及额颞叶的神经系统变性病，具有不同的临床、病理和基因特点。主要临床表型包括行为变异型额颞叶痴呆（behavioral variant frontotemporal dementia，bvFTD）、语义性痴呆和进行性非流利型失语等，其中 bvFTD 最为常见。bvFTD 临床上以明显的人格、行为改变和认知障碍为特征。在 65 岁以下的患者当中，bvFTD 的患病率与 AD 类似；但在 70 岁以上的患者当中，AD 的患病率远超过 bvFTD。

【诊断标准】

1. 临床表现

（1）起病年龄　bvFTD 平均发病年龄较 AD 早，多在 50～60 岁之间起病，65 岁以后起病较少。

（2）起病形式　起病隐匿，缓慢进展。接近半数患者有家族史，遗传方式为常染色体显性遗传。

（3）症状　社会行为学改变是额颞叶痴呆早期的主要症状。最显著的临床特征为早期即显示明显的额叶损害症状，表现为社会行为退缩、兴趣缺乏、易冲动、脱抑制、注意力涣散等。早期即出现明显的人格和行为改变，有早发情绪障碍及明显的早期语言障碍。

随着病情进展，患者逐渐出现认知障碍。但与 AD 的认知障碍不同，其记忆障碍较轻，空间定向力保存较好，但行为、判断和语言能力障碍明显。患者逐渐变得不能思考，言语减少甚至缄默。

疾病晚期，患者智能严重衰退，四肢痉挛性瘫痪，大、小便失禁。病程 5～12 年多死于肺部感染、泌尿系感染和压疮等并发症。

（4）体征　患者可出现原始反射，如吸吮反射与强握反射等，有的可出现运动减少，肌强直及震颤等帕金森综合征表现，有的则出现肌肉无力、萎缩等运动神经元病表现。

2. 辅助检查

（1）头颅 CT、MRI　表现为特征性局限性额叶和（或）前颞叶萎缩，额角呈气球样扩大，颞角扩大，侧裂池增宽，多为不对称改变，疾病早期即可出现。

（2）SPECT　显示不对称性额、颞叶血流减少；PET 显示不对称性额、颞叶代谢降低。二者较 MRI 更为敏感，有助于早期诊断。

（3）神经心理学检查　与 AD 相比，在视空间、短时记忆等测验中，bvFTD 患者的表现较好；而在 Wsiconsin 卡片分类试验等执行功能测验中，bvFTD 患者的表现较差。

【治疗原则】

目前尚无有效的治疗方法，乙酰胆碱酯酶抑制剂通常无效。主要为对症治疗及护理。对于抑郁、强迫动作、摄食过量等症状，可选用选择性 5 - 羟色胺再摄取抑制剂。对于易激惹、攻击性行为，可选用小剂量镇静剂和非典型抗精神病药物。病程晚期主要是对呼吸道、泌尿道感染及压疮等并发症的预防和治疗。

第三节　运动神经元病

运动神经元病（motor neuron disease，MND）是一种病因未明，主要累及大脑皮层、脑干和脊髓运动神经元的神经系统变性疾病，包括肌萎缩侧索硬化（amyotrophic lateral sclerosis，ALS）、进行性肌萎缩（progressive muscular atrophy，PMA）、进行性延髓麻痹（progressive bulbar palsy，PBP）和原发性侧索硬化（primary lateral sclerosis，PLS）四种临床类型。ALS 是运动神经元病中最常见的类型，PMA 和 PBP 通常看作是 PMA 起病的 ALS 或 PBP 起病的 ALS。PLS 则仅有上运动神经元受累，发展缓慢，预后明显优于前三者。本节主要阐述 ALS。

【诊断标准】

（一）临床表现

1. 起病年龄

中老年发病多见，发病高峰年龄为 60 岁左右。

2. 起病形式

隐袭起病，缓慢持续进展，无缓解。

3. 症状

主要表现为肌肉萎缩、无力与肌束颤动；通常从某一个肢体开始，上肢常最早受累，之后逐渐波及其他肢体；发病早期症状明显不对称，最终累及舌肌、面肌、咽喉肌、颈肌、四肢不同肌群、背肌和胸腹肌，但眼外肌几乎不受累。患者也可出现肢体僵硬、抽搐、抖动、痉挛性疼痛，夜间或安静时明显。可有强哭强笑等假性延髓麻痹表现。无感觉异常和尿便障碍。

4. 体征

查体可见肢体无力、萎缩与肌束颤动，舌肌萎缩、肌纤维颤动等下运动神经元受累的表现，以及肢体肌张力增高、腱反射亢进、阵挛、肢体病理征阳性、吸吮反射阳性等上运动神经元受累的表现。在脑干、颈段、胸段、腰骶段四个区域中，同一个区域同时存在上、下运动神经元同时受累的体征，是 ALS 的典型表现。

（二）辅助检查

1. 肌电图

对于运动神经元病的诊断和鉴别诊断最为关键，ALS 肌电图改变特点如下。

（1）运动神经传导测定　远端运动潜伏期和神经传导速度通常正常，无运动神经部分传导阻滞或异常波形离散。随病情发展，复合肌肉动作电位波幅可以明显降低，传导速度也可以有轻微减慢。

（2）感觉神经传导测定　一般正常。

（3）F 波测定　通常正常。当肌肉明显萎缩时，相应神经可见 F 波出现率下降，而传导速度相对正常。

（4）同芯针电极肌电图　表现为进行性失神经和慢性失神经的表现，所测定肌肉既有异常自发电位，也有运动单位电位时限增宽、波幅增高，大力收缩时募集减少。

2. 影像学检查

主要用于 ALS 与其他疾病鉴别，排除结构性损害。脑 MRI T_2 像和 FLAIR 像可见沿锥体束走行的异常信号。

3. 实验室检查

ALS 的诊断并无特异的化验指标，实验室检查主要用于鉴别其他疾病。

【治疗原则】

1. 延缓病情发展的药物

（1）利鲁唑（riluzole）　可在一定程度上延缓病情发展，可用于 ALS，但效果微弱、价格昂贵。

（2）依达拉奉（edaravone）　是一种自由基清除剂，有研究发现依达拉奉可延缓一些 ALS 患者的功能恶化。依达拉奉已先后在日本、韩国、美国获得批准用于治疗 ALS，但在我国尚未获得批准。

2. 对症治疗

（1）营养管理　早期应适当增加营养，保证入量。当吞咽明显困难、体重下降、脱水或存在呛咳与误吸风险时，应尽早行经皮内镜下胃造瘘术（percutaneous endoscopic gastrostomy，PEG）或鼻饲，可以保证营养、稳定体重，有利于延长生存期。

（2）呼吸支持　注意患者呼吸肌无力的早期表现，当用力肺活量低于预计值70%

时，尽早使用双水平正压通气（Bi‑level positive airway pressure，BiPAP）改善呼吸。

（3）多学科协作综合治疗　在 ALS 病程的不同阶段，患者所面临的问题有所不同，如抑郁、焦虑、失眠、流涎、构音障碍、交流困难、肢体痉挛、疼痛等，应根据患者具体情况，给予针对性的指导和治疗，选择适当的药物和辅助设施，提高生活质量，加强护理，预防各种并发症。

第九章　神经系统遗传性疾病

第一节　遗传性共济失调

遗传性共济失调（hereditary ataxia，HA）是一组由遗传因素导致的以共济失调、平衡障碍为主要临床表现的中枢神经系统遗传变性疾病。根据临床特点、遗传方式，可以分为以常染色体隐性遗传为主的早发性共济失调，如 Friedreich 型共济失调；以常染色体显性遗传为主的晚发性共济失调，也称脊髓小脑性共济失调（spinocerebellar ataxia，SCA）；此外，某些遗传代谢性疾病也以共济失调为主要表现。

一、Friedreich 型共济失调

Friedreich 型共济失调（Friedreich ataxia，FRDA），也称少年脊髓型共济失调，为常染色体隐性遗传，基因缺陷位于 9 号染色体长臂（9q 13~21.1），为三核苷酸 GAA 重复序列异常扩增所致；病理改变主要在脊髓后索和小脑系统，心肌常受累。

【诊断标准】

1. 临床表现

（1）起病年龄　青少年发病，发病高峰年龄为 8~15 岁。

（2）起病形式　隐袭起病，缓慢持续进展。

（3）症状　走路不稳、摇晃，姿势异常，易于跌倒；持物不稳、笨拙、辨距不良；常有言语含混，爆发性语言或吟诗样语言。

（4）体征　跟-膝-胫试验和闭目难立征阳性，双上肢轮替动作笨拙，指鼻试验不稳，可见眼震，下肢音叉震动觉和关节位置觉减退，腱反射消失。晚期可出现下肢病理征阳性、肌萎缩。常伴有弓形足、脊柱侧弯，可有智能、视力、听力减退。

2. 辅助检查

（1）影像学检查　MRI 可见脊髓变细、萎缩，小脑和脑干受累相对轻微。X 线可见脊柱侧弯等骨骼畸形。

（2）超声心动图　可见心室肥大，心电图可有 T 波倒置、心律失常及传导阻滞。

（3）基因检测　可见三核苷酸 GAA 重复序列异常扩增。

【治疗原则】

缺乏有效病因治疗，以对症支持治疗为主，积极功能锻炼。重症骨骼畸形者可手术矫正。

二、脊髓小脑性共济失调

脊髓小脑性共济失调（SCA）是遗传性共济失调的主要类型，包括一组疾病，经典类型为常染色体显性遗传，发病与三核苷酸 CAG 重复序列异常扩增相关。由不同基因缺陷所致的不同亚型可合并眼肌麻痹、锥体外系体征或视网膜变性等表现。病理改变以小脑、脊髓和脑干变性为主。

【诊断标准】

1. 临床表现

（1）起病年龄　青少年至中年期发病，发病高峰年龄为 30 ~ 40 岁。

（2）起病形式　隐袭起病，缓慢持续进展。

（3）症状　以小脑性共济失调表现为主体症状，如走路不稳、易于跌倒，持物不稳、笨拙、辨距不良；小脑性语言；另外尚可有智能减退、视力和听力减退，视物成双等。

（4）体征　各个亚型均有小脑性共济失调的体征，如跟－膝－胫试验和闭目难立征阳性，双上肢轮替动作笨拙，指鼻试验不稳，可见眼震；另外尚可合并有眼肌麻痹、眼慢扫视运动异常；肌张力增高、动作缓慢和震颤，肌萎缩，肌阵挛，癫痫发作，下肢音叉震动觉和关节位置觉减退，腱反射消失，病理征阳性等。在 SCA 的不同亚型中，可以呈现上述不同体征的组合。常伴有弓形足、脊柱侧弯等。

2. 辅助检查

（1）影像学检查　MRI 可见小脑和脑干萎缩，以小脑中脚和桥脑最为明显。

（2）肌电图和诱发电位检查　在部分亚型肌电图可见周围神经损害，诱发电位可见异常。

（3）基因检测　可见不同基因区段三核苷酸 CAG 重复序列异常扩增。

【治疗原则】

缺乏有效病因治疗，积极功能康复锻炼有助于肢体功能的维持，推迟残疾发生的时间。对不同亚型中的症状，可根据情况对症支持治疗，如改善帕金森综合征症状、降低肌张力等。

第二节　遗传性痉挛性截瘫

遗传性痉挛性截瘫（hereditary spastic paraplegia，HSP）也称家族性痉挛性截瘫或 Strümpell – Lorraine 综合征，是以双下肢进行性肌张力增高和无力为特征的一组疾病，最常见的遗传方式为常染色体显性遗传，另外尚有 X 连锁隐性遗传和常染色体隐性遗传。根据神经系统受累的范围，可以分为单纯型和复杂型两类，分别包括多种亚型。

【诊断标准】

1. 临床表现

（1）起病年龄　多在青春期发病。

（2）起病形式　隐袭起病，缓慢持续进展。

（3）症状　单纯型通常表现为进行性发展以下肢为主的僵硬、剪刀样步态，走路易摔倒，跑步姿势异常，伴不同程度的下肢无力；随病程发展，上肢亦可出现症状。复杂型尚可合并有智能减退、肌萎缩、癫痫发作、不自主运动等表现。

（4）体征　可见双下肢肌张力增高，病理征阳性；步态僵硬蹒跚，出现平衡障碍。复杂型可见眼震、眼肌麻痹、锥体外系体征、肌肉萎缩、共济失调、智能减退、视网膜色素变性、皮肤病变等不同临床表现组合。常合并骨骼畸形。

2. 辅助检查

（1）影像学检查　部分患者 MRI 可见胸段脊髓变细，部分类型可见胼胝体变薄。

（2）肌电图和诱发电位检查　肌电图检查在单纯型通常正常，复杂型中部分类型可见周围神经病变。运动诱发电位可见中枢运动神经传导时间延长，或引不出波形。

（3）基因检测　有助于进一步明确不同亚型的诊断。

【治疗原则】

以对症治疗为主。抗痉挛药物，如巴氯芬、替扎尼定等有助于改善痉挛的症状。药物治疗和积极运动对于维持功能具有重要作用。

第三节　腓骨肌萎缩症

腓骨肌萎缩症（Charcot – Marie – Tooth disease，CMT）也称遗传性运动感觉性周围神经病，最常见的遗传方式为常染色体显性遗传，另外尚有常染色体隐性遗传、X 连锁显性遗传和 X 连锁隐性遗传。根据致病基因不同可以分为诸多亚型；根据神经电生理检测特点，临床可以划分为 CMT 1 型（髓鞘型）和 CMT 2 型（轴索型），两种类型临床症状类似。

【诊断标准】

1. 临床表现

（1）起病年龄　CMT 1 型多在儿童期或青春期发病，CMT 2 型多在成年期发病。

（2）起病形式　隐袭起病，缓慢持续进展。

（3）症状　以下肢远端为主的肌肉无力、萎缩，症状对称。早期多为行走时足部拖沓，足尖、足跟走路费力，行走呈跨阈步态，跳跃能力不如同龄人，下蹲时足跟不能着地，发现下肢远端萎缩；继而出现蹲起费力，上肢持物费力，双手肌萎缩。很少有患者主诉肢体麻木。

（4）体征　四肢远端为主的无力、萎缩，以小腿和大腿下 1/3 肌肉萎缩尤为明显，形似"鹤腿"。手肌萎缩可呈"爪形手"。四肢腱反射消失，以四肢远端为主的深、浅感觉减退。可见弓形足。部分患者可伴有耳聋、共济失调、视神经萎缩等体征。

2. 辅助检查

（1）肌电图　CMT 1 型运动神经传导速度测定可见远端潜伏期延长，传导速度均匀一致的减慢，降至 38m/s 以下（通常在 20m/s 左右），而 CMT 2 型传导速度相对正常；二者均有波幅下降，下肢感觉神经传导测定常引不出波形。针电极检测表现为神经源性损害的特点，有时可见异常自发电位，运动单位时限增宽，波幅增高，募集减少。

（2）腰穿　脑脊液检查通常正常；部分患者可有脑脊液蛋白升高，但一般小于 1g/L。

（3）神经活检　CMT 1 型可见髓鞘破坏和 Schwann 细胞增生形成的"洋葱球"样改变；CMT 2 型表现为轴突变性，神经纤维减少。

（4）基因检测　有助于进一步明确不同亚型的诊断。

【治疗原则】

以对症治疗为主，适当康复锻炼。对于足下垂和畸形明显者，可穿矫形鞋，必要时手术。适当的支具辅助有助于功能的维持。

第十章 神经-肌肉疾病

第一节 多发性肌炎

多发性肌炎（polymyositis，PM）是一组由不同病因引起的弥漫性骨骼肌非化脓性炎症性病变。临床表现为急性、亚急性或慢性起病，对称性四肢近端、颈肌和（或）咽喉肌无力，肌肉压痛、血清肌酶升高，红细胞沉降率增快，肌电图呈肌源性受损；肌肉病理呈肌纤维坏死和炎性细胞浸润。糖皮质激素治疗有明显效果。

【诊断标准】

1. 临床表现

（1）发病年龄　任何年龄均可发病，但中青年为多。

（2）发病形式　急性、亚急性或慢性起病，但急性或亚急性发生者多数将转变为慢性过程。

（3）前驱症状　发病前可有感冒史。

（4）病情进展　逐渐加重，数天、数周或数月达高峰。

（5）症状　起立困难、行走无力、上肢抬举费力、抬头困难、言语不清、吞咽困难，严重者卧床不起或呼吸困难。可合并其他系统受损的症状，如间质性肺炎者出现咳嗽、呼吸困难等，严重者死亡；心脏损害者表现为心悸，并发心律失常、心衰、晕厥、心包积液等，严重者可导致死亡；消化道受累者出现恶心、呕吐、痉挛性腹痛；肾脏受累者出现蛋白尿和血尿；周围神经受损者出现四肢明显麻木或疼痛，行走有踩棉花感。本病可以合并其他疾病，如系统性红斑狼疮、干燥综合征、白塞病、恶性肿瘤等，多见于中老年患者。

（6）体征　主要表现为四肢肌力减退，近端重于远端，下肢重于上肢；可有颈肌和咽喉肌无力，严重者可出现呼吸肌无力。极少有眼外肌受累。晚期有明显的肌肉萎缩。可有关节和肌肉自发性疼痛或压痛，一般无感觉障碍。如合并其他系统受损或其他疾病者可检查出相应的体征。

2. 辅助检查

（1）发作期或急性期周围血白细胞计数增高，红细胞沉降率增快；血清 CK 明显增高，可达正常值的数倍至数十倍；血清 ALT 和 AST 升高。近半数患者的类风湿因子和抗核抗体阳性，免疫球蛋白及抗肌球蛋白的抗体增高。可有血肌红蛋白升高和肌红蛋白尿。

（2）肌电图提示为肌源性受损，但神经传导速度正常。

（3）骨骼肌活体组织检查是鉴别其他类似疾病和明确本病的唯一手段。病理特点为肌纤维变性、坏死和吞噬现象，肌纤维间隙出现大量散在或灶性炎性细胞浸润，以 CD8$^+$T 淋巴细胞进入表达 MHC－Ⅰ肌纤维为金标准，或肌内膜下灶性 CD8$^+$淋巴细胞浸润。肌纤维坏死的程度取决于疾病的严重程度。

（4）如合并其他系统受损或其他疾病者可出现相应的辅助检查异常。

3. 分类

依据发病的年龄和并发症，多发性肌炎分为 4 种类型：Ⅰ型，特发性多发性肌炎；Ⅱ型，儿童型多发性肌炎；Ⅲ型，并发结缔组织病的多发性肌炎；Ⅳ型，合并恶性肿瘤的多发性肌炎。依据病程的时间分为急性和慢性多发性肌炎，且前者大多均转变为后者。

【治疗原则】

1. 糖皮质激素

为首选药物，且应及时进行大剂量冲击治疗。甲泼尼龙 1000mg，静脉滴注，每日 1 次，连用 3 天；随后每日减半量，如 500mg、250mg、125mg；最后改口服泼尼松 60mg 并酌情逐渐减量。或地塞米松 20mg，静脉滴注，每日 1 次，连用 1 周；之后改口服泼尼松并酌情逐渐减量至维持量。或直接口服泼尼松 60～100mg，每日早晨顿服，连续 10 天后，开始酌情逐渐减量至维持量。泼尼松的维持量因人而异，一般为 5～20mg，可应用 1～3 年不等。如果在减量过程中或应用维持量过程中出现病情复发或加重，则重新采用大剂量冲击治疗。糖皮质激素治疗期间应注意预防药物不良反应。

2. 大剂量丙种免疫球蛋白

可为首选治疗方法，亦可在糖皮质激素治疗效果不佳时选用本治疗方法。人血丙种免疫球蛋白 0.4g/（kg·d），静脉滴注，每日 1 次，3～5 天为一疗程；每个月可重复 1 个疗程，连续 3～5 个月。

3. 免疫抑制剂

当激素治疗不佳时加用。可选用甲氨蝶呤、硫唑嘌呤、环磷酰胺或环孢素 A。用药期间定期检查血常规和肝肾功能。

4. 血浆置换

激素和免疫抑制剂治疗无效并伴有明显呼吸困难时，可用血浆置换治疗。

5. 其他

急性期患者应卧床休息，高蛋白质和高维生素饮食。慢性和重症者应预防关节挛缩及废用性肌萎缩。

第二节　包涵体肌炎

包涵体肌炎（inclusion body myositis，IBM）是指肌纤维内出现镶边空泡，电镜下观察到肌膜下或肌核内出现管丝状包涵体的炎性肌病。其主要发生于中老年人，病程缓慢进展，受累肌肉具有特定部位，可能与免疫介导有关，也可能为一种肌肉变性疾病。

【诊断标准】

1. 临床表现

（1）发病年龄　30 岁以上，尤其是 50 岁以上者更多见。

（2）发病形式　隐袭起病，缓慢进展。

（3）病程　一般半年以上，长者可达数十年。

（4）症状　早期出现肢体不对称性肌无力和肌萎缩。晚期四肢呈均匀性肌无力和肌萎缩，甚至累及咽喉肌。但无感觉障碍症状。一般不伴有相关免疫性疾病和恶性肿瘤。无家族类似遗传病史。

（5）体征　肌无力与肌萎缩分布具有特殊性，近、远端均受累，尤其以肱二头肌、肱三头肌、前臂肌、髂腰肌、股四头肌、胫前肌为主，也可累及球部肌；但是一般没有面肌、三角肌、胸肌及骨间肌受累。最具特征性的是：①屈指无力；②屈腕肌力弱重于伸腕肌力弱；③股四头肌力在 4 级以下。

2. 辅助检查

（1）血清 CK 可以正常或升高数倍，但不超过正常值上限的 12 倍；红细胞沉降率正常。血清免疫球蛋白和自身免疫功能指标多无异常。

（2）肌电图提示肌源性损害。

（3）肌肉活检是本病的诊断关键。肌纤维大小不一，萎缩肌纤维呈小圆形和小角形，可见肌纤维坏死，尤其是可见较多的肌纤维出现镶边空泡，且其内有较多嗜碱性颗粒，还可见单核细胞浸润非坏死肌纤维（CD8$^+$ T 淋巴细胞进入表达 MHC－Ⅰ肌纤维）。可出现肌内、外膜或血管周围有少量炎性细胞浸润；但有的病例无任何炎性细胞。电镜观察到肌膜下或肌核内有管丝状或髓样包涵体。

【治疗原则】

目前尚无特效治疗。如病情发展较快，且病理提示有炎性细胞浸润者，可试用糖皮质激素和免疫抑制剂治疗，也可用大剂量免疫球蛋白静滴治疗，有一定效果。

第三节　重症肌无力

重症肌无力（myasthenia gravis，MG）是一种神经－肌肉接头传递障碍的获得性自身免疫性疾病。病变部位在神经－肌肉接头突触后膜的乙酰胆碱受体、骨骼肌特异性受体酪氨酸激酶、低密度脂蛋白受体相关蛋白 4 等。临床表现为全身各部分骨骼肌极易疲劳，活动后加重，休息后或应用胆碱酯酶抑制剂治疗后症状减轻。

【诊断标准】

1. 临床表现

（1）起病年龄　任何年龄组均可发病，男女发病率相似。全年均可发病。20～40岁的发病高峰期以女性多见，40～60岁的发病高峰期以男性多见。

（2）起病形式　隐袭起病，亚急性或慢性发病，发病初期症状缓解与加重交替。感染、过度疲劳、妊娠为常见的诱因。

（3）症状　首发症状常为一侧或双侧的眼外肌麻痹，表现为眼睑下垂、眼球运动受限和复视。累及口咽肌时出现咀嚼疲劳，吞咽困难，构音欠清。累及四肢时以近端为主，表现为上臂抬举疲劳甚至困难，下肢长时间行走不能。呼吸肌受累时出现咳嗽无力，呼吸困难，称为肌无力危象。

（4）体征　骨骼肌瘫痪呈弛缓性。可见眼睑下垂，复视，眼动受限。口咽肌受累可见咀嚼疲劳，吞咽困难，构音欠清。肢体受累可见肢体的疲劳现象。腱反射正常或略低，病理反射阴性。无感觉障碍。无括约肌功能异常。

2. 临床分型

根据 Osserman 分型，有以下几类。

Ⅰ型　眼肌型：病变仅限于眼外肌，表现为上睑下垂和复视。

ⅡA型　轻度全身型：病变从眼外肌波及至肢体，出现眼外肌和肢体肌的病态疲劳。

ⅡB型　中度全身型：病变累及眼外肌及肢体肌群，还出现明显的延髓肌症状，表现为咀嚼疲劳、吞咽困难、构音不清症状。

Ⅲ型　急性重症全身型：病变在数周或数月内由首发症状波及全身，累及眼外肌、延髓肌、肢体肌、呼吸肌，并可出现肌无力危象，需呼吸机辅助呼吸。

Ⅳ型　迟发重症型：病程达2年以上，由Ⅰ、ⅡA、ⅡB发展而来，症状同Ⅲ型。

Ⅴ型　肌萎缩型：肌无力伴有肌萎缩。

另外，临床上也常用美国重症肌无力协会（Myasthenia Gravis Foundation of America）分型，在此不详细列出。

3. 危象

重症肌无力患者出现延髓肌和呼吸肌严重无力，不能维持换气功能，称为危象。

（1）肌无力危象　最常见，因肺部感染、感冒、过度劳累、精神刺激、大手术等诱因，患者发生呼吸肌无力、构音障碍、吞咽困难。注射新斯的明后症状减轻。应维持呼吸功能，预防感染，调整治疗。

（2）胆碱能危象　抗胆碱酯酶药物过量导致肌无力症状加重，出现肌束震颤及毒蕈碱样反应，伴有多汗、分泌物明显增多、呕吐、腹痛、瞳孔缩小等。应立即停用抗胆碱酯酶药物，呼吸机辅助呼吸和体液维持，病情稳定后重新调整治疗。

（3）反拗危象　抗胆碱酯酶药物不敏感，新斯的明注射无效。应停用抗胆碱酯酶药物，维持呼吸肌功能，保持体液平衡，重新调整治疗。

4. 辅助检查

（1）疲劳试验　也称 Jolly 试验，是指受累肌肉重复活动后症状加重。用力眨眼 20~30 次或持续上视 2 分钟后上睑下垂出现或明显加重，或上肢持续平举 2 分钟后上臂下垂或无法坚持。

（2）新斯的明试验　抗胆碱酯酶药物可改善神经－肌肉接头的传递，从而改善临床症状，这是重症肌无力的诊断性试验。新斯的明 1.5~2.0mg（儿童酌减）、阿托品 0.5mg（对抗新斯的明的胆碱能作用，儿童酌减）肌注后观察 15~60 分钟，20~40 分钟时改善最为明显，可恢复至正常。骨骼肌特异性受体酪氨酸激酶抗体阳性的重症肌无力患者新斯的明试验阳性率较低，故该试验阴性不能排除重症肌无力的诊断。另外，冰块试验也有较高的敏感性和特异性。

（3）重复神经电刺激　典型的改变为低频（2~5Hz）电流刺激运动神经时，出现肌肉的动作电位波幅递减现象（第 5 个波比第 1 个波下降 10% 以上）；高频（10Hz 以上）刺激，下降 30% 以上。检查应在停用新斯的明 18 小时以上进行，否则易出现假阴性。此项检查在眼肌型或部分病情较轻的患者中易出现阴性结果。

（4）单纤维肌电图　特殊的单纤维肌电图针检测神经－肌肉接头的传递功能，技术较复杂，敏感性高。

（5）抗体滴度测定　推荐应用放射免疫沉淀法（radioimmunoprecipitation assay，RIA）或细胞法（cell based assay，CBA），特异性高，但眼肌型和部分全身型患者可以为阴性结果。

（6）胸部 CT　此项检查用于发现合并的胸腺病变，首选 CT 扫描，必要时行增强扫描进一步明确。

（7）其他检查　由于易合并甲状腺功能异常，应酌情检查。另外，如发现合并其他免疫性疾病的表现，应选择相应的血清免疫学检查。

【治疗原则】

1. 胆碱酯酶抑制剂治疗

溴化吡啶斯的明：成人口服每次 60~120mg，每日 3~4 次，口服 2 小时达高峰，作用时间为 6~8 小时。

2. 免疫治疗

（1）肾上腺皮质激素　通过抑制自身免疫，适用于各种类型的重症肌无力。

①小剂量递增后递减疗法：泼尼松小剂量开始，于隔日每晨顿服 20mg，每周递增 10mg，直至每千克体重 0.5~1.0mg/d，维持最大疗效 2~3 个月后逐渐减量，在 1~2 年内减至隔日 10~20mg 维持。长期应用激素应注意血糖升高、骨质疏松、胃溃疡等并

发症。

②大剂量冲击疗法：适用于危象并住院的危重患者。甲泼尼龙 1000mg 每日一次静脉滴注，连用 3～5 天，随后每日减半量，即 500mg、250mg、125mg 继之改成每日泼尼松 60～80mg 口服。

（2）免疫抑制剂　对有糖尿病、胃溃疡等不适于应用肾上腺皮质激素的患者，可考虑应用免疫抑制剂。临床上常用的免疫抑制剂包括硫唑嘌呤、他克莫司、环磷酰胺、环孢素 A、吗替麦考酚酯等。一些病例研究和临床试验提示新型免疫抑制剂可能有助于症状改善和激素减量，如利妥昔单抗、依库丽单抗等。

（3）血浆置换　适用于病情急骤恶化或肌无力危象患者暂时改善症状。疗效维持 3 周。

（4）免疫球蛋白　适用于各种类型的危象或病情的急剧加重。

3. 胸腺切除

对于胸腺瘤，不论肌无力类型，均可进行胸腺切除手术，可使症状部分改善，疗效可持续数月至数年。对于成年患者（18～65 岁），乙酰胆碱受体抗体阳性且为全身型，免疫抑制剂控制不佳时，胸腺切除可能有助于改善症状、降低激素用量、降低复发次数。

4. 危象救治

发生危象并出现呼吸肌麻痹时，应立即气管插管，人工呼吸机辅助呼吸，注意呼吸道的管理，预防肺部感染或肺不张。

第四节　周期性瘫痪

周期性瘫痪是由于骨骼肌离子通道病变，产生肌肉兴奋性异常，以反复发作性肢体无力为特征的一组疾病。肢体肌肉无力发作时，通常伴有血钾的改变，根据发作时血钾的浓度，可以分为低钾型、高钾型和正常钾型三类，后二者少见。其中低钾型周期性瘫痪是周期性瘫痪中最常见的类型，为常染色体显性遗传，我国以散发多见。多数患者发病与钙离子通道功能异常有关，少数存在钠离子通道功能异常。本节主要介绍低钾型周期性瘫痪，甲状腺毒性周期性瘫痪不在此讨论。

【诊断标准】

1. 临床表现

（1）起病年龄　任何年龄均可发病，20～40 岁多见。

（2）起病形式　在剧烈运动、饱餐或其他诱发因素后，夜间或晨起醒来时发病。

（3）症状

①发作时表现为四肢对称性无力，近端重于远端，下肢重于上肢，严重时完全瘫

痪，脑神经支配肌肉或呼吸肌一般不受累。

②严重者可以出现呼吸困难、吞咽困难、心律失常。

③发作一般持续数小时至数日，可逐渐自行恢复，口服补钾可加快恢复速度。发作频率不等，多与某些诱发因素有关，部分患者无明确诱发因素也可出现发作。

④发作间期通常正常，部分患者在反复发作多年后，发作间期也存在肢体的轻度无力。

⑤伴有甲状腺功能亢进症者，在控制甲亢后，发作性肢体无力可以减少或获得控制。

（4）体征

①发作期可见四肢无力，甚至完全瘫痪，腱反射减弱或消失。

②发作间期，查体一般正常。

2. 辅助检查

（1）血钾测定　发作期血钾一般低于 3.5mmol/L，发作间期正常。在不同患者血钾水平和肌无力的程度并不平行。

（2）心电图　呈现低钾性改变，可见 u 波，T 波低平或倒置，严重者可出现心律失常。

（3）肌电图　发作期行肌电图检查，可见运动神经传导复合肌肉动作电位波幅下降，甚至引不出波形，但传导速度正常；发作时血钾已经明显下降者，不需要常规进行肌电图检查。在发作间期进行运动诱发试验检测可见运动后复合肌肉动作电位波幅在第 30～40 分钟后明显下降，有助于发作间期进行诊断。

（4）其他检查　甲状腺功能为常规检查，另外可根据患者具体情况，选择尿常规、血气分析、肾上腺功能等检查，以排除甲状腺功能亢进症、肾小管性酸中毒、原发性醛固酮增多症等导致的继发性低钾性麻痹。少数症状较重的患者可伴有肌酸激酶的升高，并可随肌无力的恢复而恢复正常。

【治疗原则】

1. 发作期治疗

（1）口服补钾：发作时可给予10%氯化钾或10%枸橼酸钾50ml口服，之后24小时内再分次口服，一日总量不超过10g，并在治疗后监测血钾水平。一般不宜静脉补钾，除非存在严重低钾血症以防治心律失常风险。

（2）注意监测心脏情况，防止心律失常。

2. 发作间期治疗

（1）注意预防各种诱发因素，如避免高碳水化合物饮食、剧烈活动、酗酒、受寒、服用激素类药物等。

（2）平时一般不需用药，对于发作频繁者可试用乙酰唑胺或螺内酯，或口服补钾。

第五节　先天性肌强直症

先天性肌强直症系由基因突变所致氯离子通道缺陷引起的肌膜兴奋性升高而表现为一组以骨骼肌收缩后放松困难为主要临床特征的遗传性强直性肌肉疾病。

【诊断标准】

1. 临床表现

本病有以下三种类型，其临床表现有所不同。

（1）Thomsen 病　呈常染色体显性遗传，也可散发。出生后发病，也可至青春期发病。主要表现为躯体和肢体僵硬，动作缓慢，久坐后起立困难，久站后迈步困难，用力握手后放松困难，但重复运动后僵硬症状反而明显减轻。寒冷可使症状加重。可有短暂肌无力和肌痛。有明显的肌肥大，尤其是腓肠肌、股四头肌、三角肌、咀嚼肌明显；还可伴有腓肠肌挛缩和睑肌痉挛。

（2）Becker 病　为常染色体隐性遗传，少年发病。症状类似于 Thomsen 病，但症状较重，尤其是下肢重于上肢、远端重于近端；可见臀肌和下肢肌肉肥大明显，伴肌肉挛缩。

（3）痛性先天性肌强直　系变异型，呈常染色体显性或隐性遗传。主要表现为胸部、肢体、面部的肌肉强直和肌肉疼痛。

2. 辅助检查

（1）血清 CK 偶可升高，一般正常。

（2）肌电图提示明显的强直电位。

（3）肌肉活检病理仅见广泛核内移纤维，伴有大量肌纤维肥大。ATP 酶组化提示 II b 纤维缺失。

【治疗原则】

目前尚无特效的治疗。可用奎宁、苯妥英钠、卡马西平、普鲁卡因胺、美西律、醋氮胺、肾上腺皮质激素、ACTH、地西泮等药物，可减轻肌强直症状，但不能缩短病程。本病慎用硫喷妥钠、胆碱酯酶抑制剂、钾盐、β_2 受体激动剂等，以免加重症状。预后良好，不影响寿命。

第十一章 睡眠障碍

第一节 失眠症

失眠症是最常见的一种睡眠障碍性疾病。失眠通常指有充足的睡眠机会和适宜的睡眠环境下，患者对睡眠时间和（或）质量不满足并影响白天社会功能的一种主观体验。

【诊断标准】

1. 临床表现

（1）临床常见失眠形式

①睡眠潜伏期延长：入睡时间超过 30 分钟。

②睡眠维持障碍：夜间觉醒次数≥2 次或凌晨早醒。

③睡眠质量下降：睡眠浅、多梦。

④总睡眠时间缩短：通常少于 6 小时。

⑤日间残留效应（diurnal residual effects）：次晨感到头昏、精神不振、嗜睡、乏力等。

（2）根据病程分类

①短期失眠或急性失眠：病程小于 3 个月。

②慢性失眠：症状每周至少出现 3 次，病程大于 3 个月。如果失眠在数年中反复发作，每次持续数周，这种情况即使每次发作持续时间不到完整的 3 个月也可诊断为慢性失眠。

③其他失眠：诉入睡困难或睡眠维持困难，但不满足短期性失眠或慢性失眠所有标准的患者。

2. 辅助检查

睡眠史是诊断和排除失眠的主要手段，大多数不需要进行其他检查，除非怀疑存在其他睡眠障碍如睡眠呼吸暂停、睡眠周期性肢动等，根据情况确定是否需要多导睡眠监测（PSG）、体动记录仪等。

【治疗原则】

失眠的综合治疗应包括三方面：病因治疗；睡眠卫生教育和认知 - 行为指导等；药物治疗。一般原则：不论是否进行药物治疗，首先帮助患者建立健康的睡眠习惯。

1. 病因治疗

失眠继发于或伴发其他疾病时，应同时治疗原发或伴发疾病如躯体疾病、精神疾病、物质滥用或其他睡眠障碍等。

2. 睡眠卫生教育和失眠的认知－行为治疗

（1）睡眠卫生教育　大部分失眠患者存在睡眠卫生不良，不良的睡眠卫生破坏正常的睡眠模式，形成对睡眠的错误概念，从而导致失眠。睡眠卫生教育主要是帮助患者认识不良睡眠卫生在失眠发生与发展中的重要地位，分析寻找形成不良睡眠卫生的原因，建立科学良好的睡眠卫生习惯。包括保持规律的作息时间，避免烟、酒、茶、咖啡摄入，调整卧室环境以减少声、光刺激，睡前避免紧张及思虑过度，规律锻炼，白天晒太阳，避免日间小睡或卧床。

（2）刺激控制疗法　刺激控制疗法是一套可改善睡眠环境与睡意相关条件作用的行为干预措施，如恢复卧床作为诱导睡眠信号的功能，避免在床上看电视、看手机等，使患者易于入睡，重建睡眠－觉醒生物节律。

（3）睡眠限制疗法　睡眠障碍患者常常希望通过增加卧床时间来增加睡觉的机会，但常常事与愿违，使睡眠质量进一步恶化。睡眠限制疗法通过缩短卧床清醒时间，增加睡眠驱动力以改善睡眠效率。

（4）放松训练　应激、紧张及焦虑常是睡眠障碍的危险因素，放松训练是治疗失眠最常用的非药物疗法。目的是减少卧床时的警觉及夜间觉醒。

（5）认知疗法　失眠患者常对失眠本身感到恐惧，过分关注失眠的不良后果，常在临近睡眠时感到紧张，担心睡不好，这些负性情绪使睡眠进一步恶化，失眠的加重又反过来影响患者的情绪，二者形成恶性循环。认知治疗的目的就是改变患者对失眠的认知偏差，识别、挑战并且重置患者对睡眠和睡眠缺乏的非理性信念和态度。

3. 药物治疗

治疗失眠的药物有苯二氮䓬类和非苯二氮䓬类、褪黑素受体激动剂、多塞平和食欲素受体拮抗剂等。应该选择非苯二氮䓬类药物作为一线药物。入睡困难者可选短半衰期药，睡眠维持困难或早醒者选中等半衰期药。开始治疗后应监测并评估患者的治疗反应。不建议应用抗精神病药物、巴比妥类、苯海拉明等来治疗失眠。

（1）非苯二氮䓬类　主要有唑吡坦、佐匹克隆、右佐匹克隆和扎来普隆。仅有催眠而无镇静、肌松和抗惊厥作用，与苯二氮䓬类相比，较少产生失眠反弹和戒断综合征。其中唑吡坦、扎来普隆半衰期短，适合入睡困难者。

（2）苯二氮䓬类　主要具有镇静、肌松和抗惊厥的作用。包括三唑仑、咪达唑仑、艾司唑仑、劳拉西泮、地西泮、氯硝西泮等。三唑仑、咪达唑仑是短效药，艾司唑仑、劳拉西泮是中效药，地西泮、氯硝西泮是长效药，长半衰期的苯二氮䓬类药一般不用于治疗失眠。不良反应包括：日间困倦、认知和精神运动损害、失眠反弹及戒断综合征；长期大量使用会产生耐受性和依赖性。

（3）抗抑郁药物　精神障碍常常继发失眠症状，应该在治疗原发病的基础上，同时治疗失眠症状。抑郁症患者产生继发失眠时，应优先选择抗抑郁治疗，如多塞平、曲唑酮、米氮平等，可加用非苯二氮䓬类药物作为辅助。焦虑障碍产生继发失眠时，日间加用抗焦虑药物。目前不建议对不伴抑郁的失眠患者使用除多塞平之外的镇静性抗抑郁药。

（4）褪黑素受体激动剂　阿戈美拉汀是首个褪黑素受体激动剂，目前用于治疗成人抑郁。雷美尔通在美国和日本已经获批治疗失眠。

（5）食欲素受体拮抗剂　苏沃雷生是第一个获得美国 FDA 批准治疗失眠的食欲素受体拮抗剂，目前国内尚没有。

（6）其他　中草药制剂、褪黑素等证据尚不充分。

总之，对大多数慢性失眠患者，建议用睡眠卫生教育和认知行为疗法作为一线治疗，而非药物治疗。选用药物治疗时，应根据患者年龄和共存疾病、药物副作用和患者意愿施行个体化治疗。

第二节　发作性睡病

全球发作性睡病患病率为 0.03% ～ 0.16%。常见于青少年和成年早期，以 8 ～ 12 岁为发病高峰。

【诊断标准】

1. 临床表现

（1）白天过度嗜睡　常为首发症状。患者白天常感过度嗜睡，尤其在安静或单调环境下发生不可抗拒的困倦和睡眠发作；更可不分场合和时间，甚至在危险环境下也出现睡眠发作。症状至少持续 3 个月以上。

（2）猝倒发作　见于 65% ～90% 患者。可与睡眠发作同时起病，也可在出现睡眠发作症状后起病。其特征是在情绪激动、惊吓、恐惧、愤怒等情况下全身肌肉突发无力甚至跌倒，但意识清楚，持续数秒到数分钟。

（3）睡眠麻痹　见于 10% ～60% 患者。发生在将入睡或刚睡醒时，表现为意识清醒状态下，出现除眼外肌和呼吸肌以外的全身躯体活动不能和言语不能，持续数秒到数分钟。随后完全转醒或再入睡。

（4）入睡前幻觉　见于 10% ～15% 患者。是在清醒至睡眠的移行过程中，出现鲜明的梦境样幻觉。

以上白天过度睡眠、猝倒发作、睡眠麻痹和入睡前幻觉，常合称"发作性睡病四联征"。

2. 多次小睡潜伏期试验（MSLT）

5 次小睡中出现 2 次或 2 次以上睡眠始发 REM 睡眠（SOREMPs），同时平均入睡潜伏期小于或等于 8 分钟。

3. 诊断要点

本病的诊断通常根据白天难以遏制的困倦和睡眠发作，症状持续至少 3 个月，伴或不伴猝倒发作，MSLT 检查平均睡眠潜伏期≤8 分钟且出现≥2 次 SOREMPs。推荐 MSLT 检查前行夜间多导睡眠监测以除外其他睡眠障碍性疾病，夜间多导睡眠监测如出现 SOREMP 可以替代 1 次白天 MSLT 中的 SOREMP，另需除外其他导致白天嗜睡的病因。

【治疗原则】

1. 一般治疗

日间规律地安排小睡。保持良好的睡眠卫生习惯，包括：①保持规律的睡眠－觉醒节律；②避免睡眠剥夺；③戒酒、戒烟；④避免不当使用镇静剂；⑤避免过度食用富含咖啡因的食物和饮料；⑥避免过度进食高碳水化合物类食物；⑦给予社会和心理支持，有助于患者增强信心，回归正常的社会生活。

2. 药物治疗

（1）嗜睡　主要使用兴奋剂，均自小剂量开始。首选莫达非尼，常规剂量为 100～200mg/d。次选药物是哌甲酯缓释剂或马吲哚，其他安非他明、司来吉兰、咖啡因等也可以试用，顽固嗜睡者甚至可以联用。

（2）猝倒发作、睡眠麻痹和睡眠幻觉　因均系 REM 睡眠相关的异常表现，故可使用抗抑郁药抑制 REM 睡眠。三环类、选择性 5－羟色胺再摄取抑制剂（SSRI 类）通常不具有很强的促醒效应，而 5－羟色胺和去甲肾上腺素再摄取抑制剂（SNRI 类）和选择性去甲肾上腺素再摄取抑制剂（NaRI 类）则具有一定的促醒作用。三环类可以选择氯米帕明、去甲基阿米替林和丙米嗪；SSRI 类可选择氟西汀、帕罗西汀、舍曲林和西酞普兰等；SNRI 类可选择文拉法辛、去甲基文拉法辛和度洛西汀；NaRI 类可选择瑞波西汀或托莫西汀。

（3）γ－羟丁酸钠　对于猝倒发作、日间嗜睡、夜间睡眠障碍等均有确切疗效。

第三节　不宁腿综合征

不宁腿综合征（restless legs syndrome，RLS）患病率在不同的国家和地区不同，欧美国家成人患病率为 5.0%～14.3%，而亚洲国家患病率为 0.1%～1.9%。RLS 可分为原发性和继发性两种。前者原因不明，部分具有家族遗传性，法国和意大利报道与 12q 和 14q 基因突变有关。后者可见于尿毒症、缺铁性贫血、叶酸和维生素 B_{12} 缺乏、妊娠、干燥综合征、帕金森病、小纤维神经病、多灶性神经病、腓骨肌萎缩症、代谢病、药源性（如三环类抗抑郁剂、H_2 受体阻断剂、镇静剂）等。

【诊断标准】

须同时符合以下 3 项标准：

（1）有想活动腿部的强烈欲望，常由腿部不适感所致或伴腿部不适感，同时满足以下条件：①症状在休息或不活动时出现或加重，如卧位或坐位。②活动后症状部分或完全缓解，如行走或伸展腿部。③症状仅出现在傍晚或夜间；或者即使出现在白天，症状较夜间轻微。

（2）上述症状排除药物或行为习惯所致，如腿部痉挛、姿势不恰当、肌肉疼痛、静脉曲张、腿部水肿、关节炎或习惯性腿部抖动等。

（3）上述症状导致焦虑、抑郁、睡眠障碍，以及生理、心理、社会交往、职业、受教育、行为及其他重要领域功能障碍。

补充说明：不适感可出现于上肢或身体其他部位；病程早期具有腿部不适感可经药物治疗减轻和夜间症状加重等特点，至疾病晚期上述特点不明显。

【治疗原则】

（一）非药物治疗

1. 去除各种继发性 RLS 的病因。

2. 停用可诱发 RLS 的药物或食物，如多巴胺能受体阻断剂、止吐药、镇静剂；抗抑郁药物：舍曲林、西酞普兰等 SSRI 类，三环类；抗组胺药物：苯海拉明等；烟、酒、含咖啡因的刺激饮食。

3. 培养健康的睡眠作息。

4. 睡前洗热水澡及肢体按摩。

5. 适度活动。

（二）药物治疗

1. 间歇性 RLS

可以在症状预计出现之前临时服用治疗药物。建议间断性应用多巴胺能受体激动剂，也可以间断性应用左旋多巴；苯二氮䓬类药可用于症状较轻的患者，特别是青年患者，氯硝西泮最为常用，通常用于仅需间断性治疗者，或作为难治性不宁腿综合征的辅助药物。

2. 频发（每天都出现）RLS

需要每天用药，包括多巴胺能受体激动剂和 $\alpha-2-\delta$ 钙通道配体类药物，应用有效控制症状的最小剂量且通常仅于傍晚服药。非麦角类多巴胺能受体激动剂普拉克索、罗匹尼罗和罗替戈汀作为首选药物，普拉克索和罗匹尼罗通常在不宁腿综合征症状开始前至少 2 小时服药。$\alpha-2-\delta$ 钙通道配体类药物包括加巴喷丁和普瑞巴林。应定期监测药物不良反应和并发症。为避免病情加重和（或）恶化，$\alpha-2-\delta$ 钙通道配体类药物也可以考虑作为不宁腿综合征的首选药物，这是由于此类药物治疗不宁腿综合征有效且用药过程中病情加重和（或）恶化风险较低。

3. 顽固性 RLS

可换用另一种多巴胺能受体激动剂以及高效阿片类药物（如美沙酮 5～40mg/d）。考虑"药物假日疗法"。

（三）特殊 RLS 的治疗

1. 缺铁性贫血患者

血清铁蛋白 <75μg/L 提示需要补铁，推荐在两餐间歇服用硫酸亚铁 325mg 和维生素 C 250~500mg，每天 3 次。最近有研究尝试静脉补铁治疗 RLS，但目前仍处于试验阶段。

2. 孕妇

易出现叶酸和铁缺乏，需及时补充。RLS 症状可能导致孕妇出现睡眠障碍，增加早产、难产等并发症的风险。但考虑到孕妇应用任何药物都需要非常审慎，因此需要与患者及家属充分沟通，仔细权衡利弊后再决定是否应用控制 RLS 的药物。

3. 尿毒症患者

在尿毒症 RLS 患者中，肾移植可以缓解 RLS 症状；但透析却不能，仍然需要针对 RLS 对症治疗。

4. 儿童

很少有 RLS 患儿需要接受药物治疗，所以一直缺乏治疗儿童 RLS 的临床试验结果可供推荐参考。一般而言，治疗应该先从改善睡眠习惯、限制含咖啡因的饮食等开始。如果患儿症状仍然无显著改善，多巴胺能药物（复方多巴制剂和多巴胺能受体激动剂）可改善儿童的症状。